Ⓢ新潮新書

里見清一
SATOMI Seiichi

医学の勝利が国家を滅ぼす

694

新潮社

はじめに

医学が進歩し、患者さんの治療成績は改善した。それはもちろん慶賀すべきことであるが、そのための治療コストは上昇している。ある程度は、それはやむを得ない。人間の命はプライスレスなのだから、金で命が買えるならこんなにめでたいことはない、とも言える。私の専門とする癌治療の分野でも、従来の抗癌剤が値段的に安いとしても、大して効きもしないし副作用が強いのなら、少々お高くてもよく効く最新の分子標的薬剤や、もしかしたら治るかも知れないと言われる免疫療法剤の方が「いい薬」であるに違いない。

しかしそのコストが、2割増しや3割増しではなく、100倍1000倍になるとなれば話は別である。誰がそれを払うのか。どこにそんな金があるのか。最近はどこの国でも、政府はデフレ対策を経済政策の柱としているようであるが、薬の値段だけは例外で、ハイパーインフレの嵐である。それは別に、製薬メーカーが暴利を貪っているのではなく、あくまで医学が進歩した賜物でもある。しかしそのコストが冗談でなく国家を押し潰しかねなくなった今、我々は、この治療がコストに見合うのか、そもそもなんのための治療なのか、を否応なく考えなければならなくなった。

それは、非常に不愉快な議論である。本書にも何度も引用したニューヨークのレオナルド・ザルツ博士の言を借りれば、自分の重病を治すのに、100ドルでいけるのなら、すばらしい。すぐやってくれ。だが、10億ドルかかるのならとても無理だ。

そうすると、「どこまでならいい」のか?

どこかに境界線があるはずで、それは即ち、「命の値段」である。あなたは思うだろう。命に値段があるのか？　命はプライスレスのはずではなかったのか。

私は本書の中で、「年齢による延命治療の制限」まで口にしている。いい薬ができたのに、あっちの若者には使えても自分には使ってもらえない、なんて、そんなことがあっていいのか。命は平等ではないのか。そんなことになるなんて、誰かが悪いに決まっている。誰のせいだ。そいつを見つけて、とっちめればいいだろう。

ところが、誰も悪くないのである。テクニカルには、薬価のつけ方などにおかしいところはあるが、無限とも思える膨張を続ける医療コストの本質は、「医学の進歩」と「人口の高齢化」であって、この二つには、誰も責任がない。そして、誰にも止められない。誰も悪くないのに、自分に被害が及ぶ。負担が増える、医療が受けられなくなる。不条理としかいいようがないが、残念ながら現実である。その現実を直視するところから始めねば仕方がない。

最近になって、財務省も厚生労働省も、少なくとも「高額薬の問題がある」ことと、医療財政が破綻の危機に瀕していることは公に認めるようになったようだ。話のとっかかりになった免疫療法剤オプジーボの薬価を、本来の改定時期とは別に、特別の臨時措置として引き下げることとなったという報道もなされている。

ただ、前述のように、また本書でも再三強調したように、ことはこの「一つの薬」だけの問題ではない。突出したものに対して何かアクションを起こし、安心するのは、実は最も危険なことではなかろうか。医者も役所もメディアも、「何かやった気分」になっている場合ではないのである。そもそも、「本来の薬価改定時期」の決め事なんて、もとが適当に定められたものだろう。それを「特例として破った」からといって、それがどうしたというのだ。大袈裟に騒ぐのは馬鹿げている。

私は昨年、「新潮45」誌11月号に「医学の勝利が国家を滅ぼす」を発表し、11月の肺癌学会シンポジウムでこれを取り上げ、医療者と一般読者の両方にこの不愉快な話題をつきつけ、聞きたくもないと思われるであろう「解決策」を提示して来た。正直言って、この話題を持ち出して、私個人にとってメリットは皆無であり、ただ嫌われるだけの、損ばかりである。

もうやめよう、と思った。問題提起はしたのだから、あとは好き好んで厭がられることはないじゃないか。どうせ私はあと10年くらいで第一線を退くのである。それから、「破滅」した後で、「ほらみたことか」と言えばいい。

そういう私を引っ叩き、この場に引きずり出したのは、一つはいつものことながら、新潮社のわが編集者である。じゃあお前は日本がこのまま沈むのを指をくわえて眺めているつもりか。もう一つは、私が教える日本赤十字看護大学の学生達である。みな優秀で、熱心で、素直である。いやべつに、彼ら彼女らはわが編集者と違って私を叱咤したりしないのだが、この子達に破産した国家と荒廃した医療現場を残すのか、と思うと、やはり逃げるわけにはいかない。

褒められているのか揶揄されているのかは知らないが、最近よく、「勇気ある発言ですね」と言われる。しかし、私は勇気を奮ってどうこうしているのではない。航海中、行く手に氷山をみつけて、「危ない！」と反射的に大声で叫んでいるだけである。あなたがもしそれを「うるさい」と思い、先のことは考えず、今の「安眠」を大切にしたいというのなら、それはそれで仕方がない。私は、私の大好きな学生諸君のために、そして彼ら彼女らが一人前になった時に看護するであろう将来の患者、すなわちあなたの子供や孫のために、せめて救命ボートの準備をしたい。

里見清一

平成28年10月

医学の勝利が国家を滅ぼす●目次

第Ⅰ章　善意と進歩による亡国

1　医学の勝利が国家を滅ぼす

「本物」の免疫療法の登場

癌の治療は日進月歩である。ここ15年で目覚ましいのは分子標的治療の登場、そして、最近の2〜3年では免疫療法であろう。

分子標的治療とは、癌の生物学的な特徴を狙い撃ちし、その増殖メカニズムを阻害して腫瘍を抑制するものである。その「狙い撃ち」がドンピシャリ当たると、劇的な効果をもたらす。たとえば、ＥＧＦＲという増殖因子の遺伝子に特定の変異があってこれが癌化のメカニズムとなっている肺癌では、この因子の働きを阻害する薬が有効である。その一つがイレッサであって、当初は神の薬の如く持て囃されたが、その後致死的な肺炎を起こすこともあることが分かり、評価は一時的に落ちた。

しかし、イレッサ登場の前後で、ＥＧＦＲ遺伝子変異をもつタイプ（日本人の肺癌の20～25％）の進行肺癌の予後は2～3倍に延びている。これほどのパワーをもつ抗癌剤はなかなかない。ただしＥＧＦＲ遺伝子変異がないタイプの肺癌には全く無効である。この、「外れ」には全く効かない、というのは分子標的治療剤の大きな特徴であるが、それが事前に調べられたら（イレッサなどではそれができる）、その特徴は欠点ではなく大いなる長所になる。無効例への無駄な投与をしなくても済むからである。むろんこの「無駄」の第一は、上記の肺炎など、患者さんに無用の副作用のリスクを与えない、ということであるが、それだけではない。それはすぐにお分かりいただける。

そして免疫療法である。人間の体には免疫のメカニズムがあり、本来、癌のような異物は排除する力が備わっている、はずである。これを利用して癌を治療しようという試みは、昔からなされていた。しかしなかなか効かない。免疫のメカニズムが次々と解明され、その最新の知識を利用して今度こそ、という治療法がいくつも開発されたが、その度に癌の壁に跳ね返されている。免疫療法は場末のクリニックで法外な代金を取る、自由診療の民間療法に成り下がってしまった感があった。

ところが最近、「本物」の免疫治療が急速に進歩し、肺癌でも従来の治療に比して劇的な効果を挙げるようになった。癌細胞には、免疫細胞の攻撃を回避するメカニズムがあるが、その一つに、もともと体に備わっている免疫抑制システムを偽装して逃げる、というのがある。どうしてそんなのが体にあるのかというと、免疫反応がブレーキなく暴走すると、体のあちこちを見境なく傷害してしまうからである。免疫療法の副作用はそのように起こる。

そういう抑制システムの中でも重要なのが免疫チェックポイントという情報伝達経路である。ここを止める薬剤によって偽装によるブレーキが外れると、もともと体にある抗腫瘍免疫がきちんと活性化され、癌細胞を殺してくれる。人体の免疫機構は複雑怪奇なので、ここに書いたことはその中でも簡単なことのように思えるが、なぜかこれが肝《かん》腎要《じんかなめ》らしく、他の方面から改良を加えたはずの免疫治療が効かないのに、このチェックポイント阻害剤は非常に有効なのである。ちなみに京都大学の本庶佑先生たちがこのメカニズムを発見された。

なお、正確には、「免疫チェックポイント」には二つあって、一つは免疫反応全体の活性化に関わるところ、もう一つは免疫反応の相手（たとえば、腫瘍）に対する「現場」のところである。そのそれぞれに「阻害剤」があるのだが、以下出てくる「免疫チェックポイント」およびその「阻害剤」は主に後者を指す。本庶先生たちが発見し、後で出てくるオプジーボ（一般名ニボルマブ）などという薬を開発されたのもこちらの方である。

従来も、免疫治療には一定の効果が認められるものも、あるにはあった。しかしそれは、悪性黒色腫や腎臓癌など、一部のごく限られた腫瘍に対してのみで、患者数が圧倒的に多い肺癌や胃癌、大腸癌などに対してはなかなか有効性が出て来なかった。ごくたまに、まぐれ当たりのように有効例はあったが、そういう「予想外の効果」は抗癌剤でもあった。他にも、いろいろな状況で「予想外のこと」は起こりうるし、実際に起こった。「無理な手術」を強行して、外科医自身が驚くくらい良好な経過になることもあるのだ。この辺は人体の謎、実地臨床の不思議としか言えない。

しかしここではそういうマグレの話をしているのではない。免疫チェックポイント阻害剤は、たとえば肺癌に対して、有効率は15～20％程度と報告されている。これは縮小効果が認められた率で、病勢を制御できる（大きくさせずに抑えられる）率はもっと高い。な~んだ、と思うあなたはなかなかこの業界に詳しい。それくらいだったら、化学療法の数字と同じか少し下くらいで、どうせ一時的な効果なんだろ？　と思われるだろう。

ところが、この治療は、効いた時にその効果がやたら長く持続するのである。従来の化学療法では数ヶ月、「当たった」分子標的治療でも1年前後のことが多いのに、チェックポイント阻害剤の効果持続期間は数年以上におよび、ずっと再発しない人もいる。集団の生存率をみると、治療開始から1年半~2年の段階で30%くらいまで下がるが、そこからがなかなか下がって来ない。もしかしたら「治った」のか？　と思われる症例もあるが、何せまだ開発されて時間が短いので長期のことは不明である。

ここまでの効果は他の治療薬では出て来ないから、「本物」であることは間違いない。しかもこれは客観的なデータに基づいて承認されるので、保険医療として万人に使えるようになるのである。数百万以上の金を叩《はた》いて自由診療で怪しげな「治療」に縋らなくてもよくなるのである。

チェックポイント阻害剤の一つ、オプジーボは我が国でも悪性黒色腫に対してまず認可され、次いで2015年12月には肺癌のうち、80％以上を占める非小細胞肺癌についても承認された。その他の腫瘍系に対しても順次追加で適応がとれる（使用が許可される）と思われる。これは癌患者にとって朗報には違いないが、世の中のほとんどがそうであるように、良いことの裏には悪いことがある。そしてこの場合、その「悪いこと」のために、日本の医療は壊滅するのではないかと私は危惧している。どころか、日本そのものが沈没する危険もあると、本気で考えている。

これを一風変わった医者（私がそうであるのは確かだが）の杞憂と一笑に付される前に、まずは以下をお読みいただきたい。

治療のコストパフォーマンス

何よりもまず、そのコストである。新薬が出てくると、大概は既存の薬よりも高い薬価がつく。それ自体は仕方がないと言えば仕方がない。なんたって、「新薬」は、従来の薬にはない「いいところ」があるので承認された（のだろう）からである。

ところが最近の薬価は、桁違いのペースで上昇を続けている。2015年のアメリカ臨床腫瘍学会で、ニューヨークのレオナルド・ザルツという先生が、衝撃的な発表を行った。癌の新薬は一定のペースで認可され続けているが、月当たりの平均薬価は90年代後半が1770ドル、2000年代前半が4716ドル、後半が7000ドル、そして2010年代前半が9905ドルと上昇の一途を辿っている。ちなみに1980年代前半は430ドルだから、それに比べれば20倍以上である。

このくらいで驚いてはいけない。キートルーダという、上記のオプジーボと同種のチェックポイント阻害剤は、非小細胞肺癌に対する用法用量だと月当たりのコスト（体重75kgの人に対して）が実に8万3500ドル、1年だと100万ドルを超えるのである。ザルツ先生によると、チェックポイント阻害剤についている値段は、mgあたりで換算すると、同じ重さの金（ゴールド）の約4000倍だそうだ。

後述するが、さすがに欧米でもコストのあまりの高騰は問題となり、その後キートルーダについては用量も含めて再検討が行われた。化学療法との比較検討で、上記の「年間100万ドル」の用法用量の5分の1の量（体重1kgあたり10mgに対して2mg）でもほぼ同等の効果が得られるというデータ（Herbst RS, et al. Lancet 2016; 387: 1540）から、アメリカでも現在の非小細胞肺癌に対する投与量はその「5分の1の量」に設定されている。日本でこの薬が承認されるのは早くて2016年末くらいだが、同じ投与量になるであろう。

年間3460万円

わが国の状況をみてみることにする。従来の抗癌剤治療は、4コース（3〜4ヶ月かかる）で終了で、その薬価は全部で60万円程度である。2002年に上述の分子標的治療剤イレッサが承認された時には1日1錠で1錠7216円だから月20万円強、年で260万ちょっとと、随分高い薬が出たなあと思ったものだ（現在は1錠6712円）。

しかし2014年に出た、別の種類の肺癌（ALK陽性タイプ）に対する分子標的薬アレセンサは、1錠6614・6円が1日4錠であり、1日当り2万6458円、1年内服すると966万円である。さらにオプジーボは、体重によって投与量が変わるが、60kgの人だと1回あたり133万6649円、これが2週ごとだから1年で約3460万円になる。

ここで、治療のコストパフォーマンスについて考えてみることにしよう。高い薬でも効くのならやむを得ない（もちろん程度問題だが）し、安くても効かなければなんにもならない。

一人の病気を治すのに100万円かかるとする。これが高いか安いかは措くとして、多くの薬は、効く人もあれば効かない人もある。仮に効率が悪い薬で、効くのは100人に一人、効かない人も100万円分を投与した後でないと効いたかどうか分からない、ということになると、残り99人の「無駄玉」のコストを含めて、一人を治すのに1億円かかる計算になる。

しかし、事前に、100人のうちどの一人が効くのかを判定することが出来れば、99人に対する無駄な治療はしなくて済むので、一人治すのに必要なコストはやはり100万円ということになる（もちろん実際には、「判定」のための検査料がかかるからこれよりも高くはなるが）。

癌の薬物治療等では、「治る」「治らない」の二者択一ではなく（大概は「治らない」のだが）、患者の生存期間を延ばす（いわゆる「延命」）のが「効果」になるので、一人の寿命を1年延ばすのにどのくらいのコストがかかるか、という指標でコストパフォーマンスが計算される。

ニューヨークのザルツ先生によると、「新薬」の薬価の問題はただ高いだけでなく、その薬価が治療効果と全く相関しないことにあるという。すなわち、極めてよく効く薬も、ぜんぜんいまいち（従来のものに比べてごくわずか上乗せするだけ）のものも、同じように高いのである。ついでに言えば、イレッサやオプジーボのように従来にない作用機序をもった、「本物の新薬」も、それを一部変更改良したりしただけの二番煎じや三番煎じも、ほとんど同じ（どうかすると、後から出て来た分、二番煎じの方が高い）だという。結果、新薬のコストパフォーマンスは、年代を追うごとにどんどん低下している。

「高くて、よく効く薬」が危機を招く

以上ざっくりまとめると、薬価はうなぎ上りという言葉でも足りないくらいの勢いで上昇（英語では〝skyrocketing〟と表現される）しており、「高い薬」にはよく効く薬も大して効かない薬もある、ということである。そうなると問題は、「高いのに大して効かない薬」と思いがちであるが、そうではない。本当の危機を招くのは「高くて、よく効く薬」である。

なぜならば、「高くて、あまり効かない薬」は、要するに使わなければいいだけの話で、捨ててしまっても大して惜しくはない（むろん、「高いのに大して効かない薬」は

きちんと「整理」して「無駄」をなくすべきではあり、実際にはなかなかそれすらも達成されていないが、それについては後述)。アメリカは元々格差社会で、そういう薬は余裕がある金持ちだけが使えるようになっている。またヨーロッパのたとえばイギリスなどでは、コストパフォーマンスの悪い薬は保険使用が認められないから、使おうとすれば自腹を切らざるを得ず、これまた同じことである。それで別に人道問題がどうのこうのという話にはならない。どうせ「大して効かない」のだから、高嶺の花の贅沢品と割り切ってしまえば良い。

日本では国民皆保険に加えて高額療養費制度(収入や年齢によって定められる一定の自己負担限度額を超えた部分の医療費が払い戻される仕組み)まである。これによると、オプジーボを使っても、自己負担分は最高(収入の高い人:月額83万以上)でも最初の3ヶ月が30万弱、それ以降は月額14万100円までで、年では200万円ちょっと、全体のコストの5%内外で済む。普通の収入の人(月額28~50万円)だとこれより遥かに安く、70万くらいであって、オプジーボの年間コストの2%くらいにしかならない。高齢者だとさらに安くなる。さらに、言いにくいことではあるが、生活保護になってしまえば医療費はタダである。

これはむろん、オプジーボに限らない。効くものも効かないものもひっくるめて高額の医療も国家が「保障」してくれる。よって医者も患者も「安心して」、コストパフォーマンスの悪い薬でも使われてしまいがちになる。

しかしコストパフォーマンスの悪い薬の方は、たとえばイギリス式に制度改革を行うことにより「切り捨てる」ことは可能である（「簡単である」、とは言わないが）。使えない患者が出ても、「どうせ大して効かないのだから」と慰めることが出来る。もっと言えば、仮に無理して使っても、効果は限られていてすぐに無効になってしまうから、短時間で治療終了となり、コストは一時的なことで済む。

しかし、特効薬となるとそうも言っていられない。そして最もタチが悪いのが、「よく効くのだが、ずっと続けなければいけない」薬である。やめれば再発し、命に関わる。だけどすごくよく効く。

使い始めると止まらない

その代表が慢性骨髄性白血病（ＣＭＬ）に対する分子標的薬、グリベックである。２００１年に承認されたこの薬は、分子標的治療薬のチャンピオン格であって、それまで

10年生存率が20%程度であったCMLの予後を、一気に10年生存率80%まで改善した。しかしこの薬はCMLを抑えるためにずっと服用し続けなければならない。10年生きられたら10年、15年延びたら15年、薬代がかかるのである。

この薬を世に出したノバルティス社は、当初CMLのように患者数の少ない病気に対して新薬開発を行うのは消極的であったと言われている。しかし、出来てみると、製薬メーカーにとっては打出の小槌のようなものである。これにつけこんで（と言われても仕方がないが）、ノバルティス社は薬価をつり上げた。日本では薬価を決めるのは「お上」であり、定期的な改定によって下げられていくのが普通だが、アメリカの薬価は企業がつける「言値」であって、どんどん値上げされることも多いのである。

アメリカでのグリベックの薬価は販売当初は年間コストにして2万6000ドルだったのが、2012年には9万2000ドルにまで値上げされた。2014年時点では13万2000ドルである。アメリカ以外の国ではこれより多少安く、日本では年換算で380万円強となっている。

その後出てくる同種新薬もすべて非常な高額となり（ザルツ先生の指摘の通り、二番煎じ以降も、薬価は低くならないのである）、さすがのアメリカでも2013年に、白血病等の血液腫瘍を扱う研究者たちが、「グリベックをはじめとする薬はあまりに高額で患者の多くの手に届かない、これは倫理的な問題である」という声明を出した(Experts in Chronic Myeloid Leukemia. Blood 2013; 121: 4439)。この中にはグリベックの開発者も含まれている。

しかし、こちらは「非常によく効く薬」であって、ＣＭＬ患者の「余命」は、そうした薬物療法の進歩のおかげで、一般人とほとんど変わらないまでになったと報告されている(Bower H, et al. J Clin Oncol 2016)。これはほとんど命の綱なのだから、高くても続けなければならない。アメリカでは個人負担が大きいので、金で命を買うのかという、倫理的な問題が生じる。日本はなんとかして公的保険がカバーする。その分、国家財政に負担がかかる。繰り返すが、患者は長生きして飲み続けるので、コストも長期に亘ってかかるのである。しかし、制度改革でこのような薬剤を公的負担から外すのは、困難ではなくて不可能であろう。患者に死ねと言うのとほとんど同じことだからである。

「本物」の免疫治療の欠点

ここまでなら、「免疫療法が……」と特定して云々するには及ばない。上記の如く、他にコストがかかる薬はいくらでもあって、それは医療全体の問題だからである。私が免疫チェックポイント阻害剤をその中でも問題視するのは、他にはない特徴があるからで、それがある意味で「致命的」なのである。断っておくが、それは「治療薬」としての欠点ではない。「薬」としては、素晴らしいと言って差支えない。

上述のようにチェックポイント阻害剤はいくつかあるが、ここでは日本で最初に出てくるオプジーボをその代表として書くことにする。他のものも、特徴（欠点）は大同小異である。

グリベックはCMLのほとんど全てに有効だが、オプジーボは肺癌の全部に効くのではなく、縮小効果を伴う有効例は15〜20％、小さくはならないが「抑えている」ものも含めても、贔屓目にみて有効なのはせいぜい30％程度と思われる。そのこと自体は仕方がないが、問題は、イレッサの如く、その対象を限定できないのである。早い話が、誰に効くのか分からない。

はじめに述べたようにイレッサの場合はEGFR遺伝子変異型には有効だがそうでないものには無効、と治療前に見当がつく。そうすると、「無効」と分かっているものにはわざわざ投与しない。しかし、オプジーボは今のところ、投与前の治療効果予測は出来ないし、この先もしばらくは出来そうにない。

そうすると、同じ薬価でも、コストパフォーマンスはさらに悪化する、というのは述べた通りである。3人に一人しか「効かない」として、一人に3500万円（年間）かかるものを、仮にみんなに1年間投与しなければならないとすれば、トータルでは1億を超すコストをかけなければ一人の治療効果につながらない。

そして、グリベックと同じく、この薬は効いた患者にはずっと続けることになる。効いているのに途中で止めたらどうなるか、というのは実はまだよく分かっていない。もしかしたら効果はその先も続くのではないか、という説もあるが、分かっていない以上、患者も医者も怖くてやめられない。薬を止めて、悪くなってから再開してもまた効く、という保証は今のところないのである。よって、効果が長持ちすればするほど、ずっと投薬は続けられる。

さらに大問題なのは、やっていて、治療が「効いていない」と判定することが難しい、ということである。通常の化学療法だと、腫瘍に対して抗癌剤が直接働き、「効いている」場合は腫瘍が縮小する。分子標的薬剤でも多くの場合そうである。オプジーボも、腫瘍陰影が小さくなってくれれば、「効いている」というのは分かる。

その一方、他の治療では、腫瘍がレントゲンやCTの画像で大きくなってきたら、それはもうダメで、これ以上やっても無駄、治療は無効で撤退、ということになる。残念ではあってもそこが「やめどき」で、医者も患者も諦められる。

偽増悪の問題

ところが、免疫治療では、一過性に画像での陰影が大きくなり、その後効いてきて小さくなる、という現象（pseudo-progression、偽増悪）が知られている。これは、腫瘍の周囲に活性化リンパ球など免疫細胞がとりつき、それが影として出て来るのではないかと推定されている。CTなどを使っても、腫瘍細胞の影とリンパ球の影を区別することは出来ない。

ということは、経過を追って、「癌の影」が悪化しても、それは偽増悪かも知れないのだから、治療を諦めるわけにはいかない、ということになる。もちろん、「影が悪くなる」場合の多くは、実際に癌が悪化しているのだが、偽増悪と区別がつかないから、すべてコミコミで治療は継続される。いつまでか、というと、「あ、やっぱりダメだったか」というときまでになる。これは肺癌などの場合は、下手したら死ぬまでもしくは死の直前まで、ということとイコールである。

どうかすると死の直前になっても、癌の悪化なのか偽増悪なのか区別がつかない。そういう時にはよく肺炎も合併するが、オプジーボには薬剤性の肺炎という副作用も知られているから、副作用なのか合併症なのか、末期の病態なのか分からない。つまりは、諦めがつかない。

そうすると、死の直前までオプジーボを（効いてもいないのに、無効と判断できなくて）引っ張った挙句、末期の病態に対しても「もしかしたら」ということで人工呼吸を含む集中治療を行い、これも膨大なコストを使って患者を無用に苦しめるだけ、ということにもなってしまう。途中ずっと、「（効いているか）判断できない、分からない」で通してしまうと、いよいよになって「やっぱりダメか」と思っても、いまさら引っ込みがつかなくなってとことんやってしまう、というのは、実は医療ではありがちなことなのである。

だから、オプジーボは薬価も高いが、薬価以上に、「無駄打ち」のコストがかかる可能性が高い。誰に効くか分からないから、結果的に効かない人にも投与される。効いていれば、やめるわけにはいかない。効いてなくても、それを判定できないから、諦められない。

年間2兆円のコスト増！

ここでコストを計算してみよう。日本人の肺癌は2015年の推定で13万人（増加中）とされているから、非小細胞肺癌患者数は年間10万人強で、手術で治るものなどの2〜3割を除き、8万人前後が「内科的な治療」の対象になると計算される。うちざっと5万人くらいがオプジーボの投与対象になるとする。その中で患者を分別することができなくて、みんなに1年使うとすれば、3500万円×5万人で1兆7500億円と計算される。プラス末期の余分な治療費を入れて、ざっと2兆円。おそらくそのほとんどは、公的負担になるであろう。あの幻の新国立競技場が、年に8つ作れる。

実際には、「偽増悪」の分を勘案しても、全員に1年間投与されるわけではない。無効例はより早く、3ヶ月（6回）くらいで「やむを得ず」打ち切られることが多いようである。しかし、「平均的な」投与回数は、平均値の常として、多く投与される患者に引っ張られるから、これより多くなる。

たとえば、5人の患者がいて、それぞれの投与回数が2回、4回、6回、12回（約半年)、26回(1年)とする。「1年投与」の患者は有効例、半年のは効果判定が難しかったが、最終的には無効であった例、ということで、実臨床ではこのような回数になると推定して大きな間違いはないはずである。これらの平均投与回数は10回、1回133万円だと1330万円で、5万人が対象になると6650億円というコストが算出される。ちなみに、メーカー側の試算は、同じく平均投与回数が10回で、対象患者数は「最大3万人」(この根拠は不明)で約4000億円が「最大限のコスト」としているらしい。

2014年の、世界での薬の売り上げ番付をみると、トップはヒュミラというリウマチの薬で全世界で約130億ドル、第10位が高脂血症の薬クレストールで同じく64億ドルとなっている。1ドル100円で計算すると、「1兆7500億円」なら日本の売り上げだけで初登場1位、「6650億円」でも日本の売り上げだけで全世界のベストテンに入ることになる。これらはあくまで「試算」ではあるが、いかにポテンシャルとして巨大なインパクトがあるかお分かりだろう。

ちなみに、既に悪性黒色腫に対して承認を受け、使われているオプジーボは、肺癌への適応が通ってしばらくしたら薬価改定が行われ、最低でも25%程度値下げされるはずであった。実は悪性黒色腫に対しては、体重1kgあたりの投与量が2mg、それを3週間おき、それが肺癌に対しては体重1kgあたりの投与量が3mg、それを2週間おきであるので、2倍強の投与量（＝コスト）になるのである。「値下げ」はメーカー担当者からも聞かされていて、メーカー側もそれを覚悟しているようだった。しかし、予想に反して、2016年4月の薬価改定ではオプジーボの薬価は据え置きであった。理由は、「規定に達しないから」という、よくは分からないがお役所の論理のようである。これに対しては、日本医師会からも強い批判が出されている。

「もうダメ」とは言えない

免疫療法の「特徴」は、コストの問題以外にも、思わぬ副産物をもたらす可能性がある。そして実はそれもまた医療の本質に関わり、私が「医療を破壊する」と恐れることなのである。

上記のように、チェックポイント阻害剤を使った治療は、「やめどき」が難しい。これを逆から見ると、医者は、「もう効いていないから、諦めよう」と言わずに済む、ということにもなるのである。これは、医者にとって、本音では、非常に有難いことなのである。

この商売をやっていて何が辛いといって、患者に「もうダメだ、諦めよう」と言わなければいけないのが最もきつい。治らないと承知していても、いずれ死ぬと分かっていても、患者は今日や明日に死ぬつもりなんてさらさらない。そして、往々にして「治療をしていること」は患者にとって最大の拠り所である。もしかしたら年単位で良くなるかも知れない、今は悪くなっているようにみえても、いずれ逆転して改善するかも知れない治療なんて、「希望の星」みたいなものである。「この薬が出るまで頑張って待っていた甲斐があった」という患者さんは多い。

その治療をやめようなんて、なかなか言えない。まして「データ」で、後から良くなるかも知れないというのがあるのに、「あなたに限ってはもうダメだ」なんてとてもとても、である。そんなことを匂わせでもしたら、患者も家族も、「患者の希望を砕くのか」と喰ってかかるのは目に見えている。

だったら、そのまま治療を続けて、本当にダメになる、もしくは死んでしまった後で、「手を尽くしましたがやっぱり無理でしたね」と家族に声をかける方が、医者側からしてもはるかに楽である。家族からも感謝される。実際、患者や家族は、楽観的なことを言ってくれる医者を好む、というランダム化比較試験の結果も出されているくらいである（Tanco K, et al. JAMA Oncol 2015; 1: 176）。

そうなるとどうなるか。医者は、患者と同様に、現実から目を背け、どころか、患者とまともに向き合うことをしなくなる。だって患者と一緒に「効けば良いなあ」と言っていれば済むのだから、難しいコミュニケーションをとる必要もない。そこには「患者の希望」という大義名分もある。しかし安逸な方に流れて、碌なことになるはずがない。これにより、間違いなく、医者の質は低下するであろう。

また一方、「死ぬまで」オプジーボを投与するのでなくても、「さすがにもうダメ」のところまで引っ張るということは、その時には患者はもう、「希望」とともにヨレヨレになっているのである。そうすると、ホスピスなどの「緩和医療」は出番がなくなる。オプジーボを中止してから死ぬまではあっという間で、そんなことやっている余裕はない。それまでの間、患者はホスピスなんて拒否する。だって「治ると信じて」治療をしているのだから当然であろう。ホスピス側も、そんな患者を受入れることはできない。

これは絵空事ではない。実際に、オプジーボが一足先に承認されている悪性黒色腫では、どんなに病態が悪化しても、「これは偽増悪かも知れない」「もしかしたらこれから効くかも知れない」ということで引っ張り続ける「医療」が、当たり前に行われているそうである。たとえばがんセンターから転院する患者も、ホスピスではなく一般病院で、オプジーボが「希望とともに」継続投与されているらしい。その値段、1回100万円。誰がこれを止めることができるのか。

かくしてせっかく我が国でも根付き始めた緩和医療は消滅し、何より医者は患者とともに向き合わず、「逃げの一手」になる。そしてその代わり膨大なコストがかかる薬剤が消費されていく。私がコストとはまた別に、「医療の壊滅」を危惧する、と申し上げた意味がお分かりいただけただろうか。

コストを気にしない医師たち

ここでこの話を終えてしまうと無責任であろう。私なりに、その対策を考えることにする。

薬価を下げる、というのは誰もが考えつく対策で、おそらく最も根本的なものであろうが、現実問題としてこれは不可能に近い。製薬メーカーにもそれなりの理屈はある。新薬の開発には膨大な費用がかかるが、結果的に失敗する薬も多いので、市場に出せた「成功した薬」には、その分の開発コストも上乗せしないと、商売として成立しない、というのである。実際、新薬の開発コストは上昇の一途であり、9年間で倍になるというペースと報告されている（Scannell JW, et al. Nat Rev Drug Discov 2012; 11: 191）。一つの新薬開発に、現在は平均3000億円かかるのだそうだ。

これに対しては、それを考慮してもやはり高過ぎる、という医者側からの批判はあるのだが、いずれにしても「程度問題」の話である。仮に、すべての薬価を半減できたとしても、本質的な解決にはならない。すでに薬価は、一時的に半分になったからどうこうというようなレベルを超えているのである。

進行大腸癌の治療成績は、抗癌剤の進歩により、20年前に比べておおよそ2倍に生存期間が延長した。しかしその一方で、治療にかかるコストは340倍に増加したと、2004年時点ですでに報告されている（Schrag D. New Engl J Med 2004; 351: 317）。高騰する薬価の本質は、何よりも医学の進歩を反映しているのだから、これは止めようがない。だからメーカーが悪玉で、ボロ儲けしている「越後屋、オヌシもワルよのう」みたいな存在で、それをどうこうすれば問題が解決する、などというような呑気な話ではないのである。

それに、もともと製薬メーカーの強いアメリカと違って、日本や欧州の薬価はそれでも多少は低く設定されていることが多く、それ以上の引き下げは無理であろう（オプジーボについては少々事情が異なっていて、これについては次節で少しふれる）。製薬会社の多くは多国籍の巨大企業（メガファーマ）であるから、国や地域であまり薬価に差をつけることはできない。そしてアメリカでどのくらいメガファーマの力が強いかは、新薬の特許期間（つまりは「新薬」を、高い薬価のまま販売できる期間）をどうするかで、長くしたいアメリカと短縮したい他の諸国間のＴＰＰ交渉が難航したことからも分かる。

とはいえ、最近では医者側もそれなりの努力を始めている。上述の、ニューヨークのザルツ先生達は、「(同種同効薬がすでにある）二番煎じで、効果は顕著とはいえず、しかも先行する同種同効薬と効果はほとんど同じで値段は倍、という新薬」を、自分たちの病院で採用しないという決定を下している（The New York Times, Oct 14, 2012)。ついでに書くと製薬会社から病院納入薬価を半減するというオファーを受け、「それでは病院は儲かっても、患者の負担は減らない」と一蹴されたそうである。これについては第4節でまたとりあげるが、しかしこれは、あえていえば「なくてもいいのに、やたら高い薬」に対する反撃であって、「なくてはならない薬」にはこの手は使えない。

そして、皮肉なことにアメリカでは、医者は「高い薬に手が出せないまま死んでしまう」患者や、医療費のため破産に追い込まれる患者の家庭を目の当たりにし、そして年をおうごとにそれがどんどん増えているのを実感しているから、まだ問題意識が出てくる。日本の医者は、国民皆保険と高額療養費制度にあぐらをかいて、コスト意識がさらに低い。究極の親方日の丸である。

かつて私は、研究会で、ある「新治療」の臨床試験計画を目にした。その「新治療」は、効果の上乗せはほとんど期待できないのに、薬価では5倍程度になる計算になった。そのことを指摘したところ、提案者は薬価の違いがどのくらいになるか知らないと答えた上で、「日本では皆保険と高額療養費制度があるから、コストのことを気にしなくていい」と開き直り、私は唖然とした。

また、学会でコストのことを批判的に取り上げたところ、何人かの大学教授クラスの医師から、「糖尿病や高血圧等の成人病などでは、我々よりもずっと無駄遣いが行われている。我々癌医療を行うものも、もっとシェアを主張していいのではないか」と反論された。私は、自分と同じ志をもって癌患者の診療に携わる先生たちが、このような卑しい考えを持つのを知って、心の底から落胆した。「あいつらは無駄遣いしているのだから、俺たちにもさせろ」と言っているのである。

極めて残念ながら、コストに関する医者の意識としては、これが日本の現実である。もちろん、一般国民の意識の低さを反映しているのであろう。今の日本の保険医療制度がどれくらい有難いのかを、みな忘れてしまっているのではないか。

短期的対策として

悲しんでばかりいられないので、自分に出来ることをしなければならない。まずは喫緊の課題はオプジーボである。ここでは出来ることと出来ないことを分けて考える必要がある。出来ないこととしては、まず、上記の如く、薬価を恣意的に下げることは出来ない。そして、現時点および近い将来には、患者をよりわけて、この患者には投与する／しないと事前に決めることは出来そうにない。

医学は進歩しているのだから、そう簡単に「出来そうにない」と決めつけるのもいかがなものか、とお考えの向きは多いだろう。確かに、何度も書いたが、分子標的薬イレッサは、同じように非小細胞肺癌の「一部」に効果を示す。開発当初は「誰に効くか分からない」状況だったが、その後の研究で、投与前に腫瘍の性質を調べて、特定の遺伝子（ＥＧＦＲ遺伝子）の変異を持つものにだけ有効であり、その他は無効であると対象を「選り分ける」ことができるようになった。同じようなことが、オプジーボにも近い将来できないか、と研究している人間は多い。

　たとえば、オプジーボは、上述のように、癌細胞が免疫反応にストップをかけるシグナルを「偽装」するのを防ぐことによって免疫の「ブレーキを外し」、抗腫瘍効果をもたらすのだが、この「シグナル」が癌細胞にどのくらい出ているかには個人差がある。理論上は、シグナル（ＰＤ‐Ｌ１という）が強ければ強いほど免疫チェックポイント阻害剤の効果は大きくなる。そうでない症例は「他のメカニズム」で免疫から逃れている可能性が考えられ、少なくともチェックポイント阻害剤単独での効果は低いと予想されるからである。

　ところがその、治療効果を予測する因子中の「本命」であるＰＤ‐Ｌ１についての報告のまとめでは、各種チェックポイント阻害剤で治療された１４７５例では、ＰＤ‐Ｌ１陽性腫瘍の奏効率が34％に対して陰性腫瘍では19・９％と、あきらかな「差」がついていることになっている（Manson G, et al. Ann Oncol 2016; 27: 1199）。

　この差は、統計学的には有意で、科学的には妥当であろうが、果たして臨床の意思決定に使えるかどうかというと疑問である。陰性でも2割に効果があるとなると、そしてその効果が、やはり長期にわたるものであるとすると、「治療をしない」という決定はなされないだろうからである。せいぜい、他の治療に比べて優先順位がどうこうという違いになるくらいで、「使う」「使わない」ということになると、やはり見込みが薄くても「使う」ことになると思われる。

仮に、オプジーボの効果が全体で3割として、これを効く可能性が10％の集団と50％の集団に分けられるようになったとしたら、科学的には非常に大きな発見になる。なんたって「5倍の差」を見つけられるわけであるから。

しかしながら、10％と判定された人に、「あなたは可能性が10％だから、使用はあきらめましょう」と言えるかというと、そうはならないだろう。すでにほかの治療法がない患者に、当たれば効果が大きい薬の使用についてそう伝えるのは、人情として忍びない。９回裏ツーアウトで1割打者しか残っていなくても、打つ可能性が1割はある以上、試合は続けるであろう。

医療では、１００％とかゼロということは普通はないが、「やっても無駄」という基準は一応あって、「確率１％」だそうである（Schneiderman LJ, et al. Ann Intern Med 1990;

112: 949)。むろんこの基準には異論もあるが、いずれにしても「1％以下」の可能性まで絞ることが出来れば、「無駄な治療」を排除することができうるようだ。しかしイレッサのような分子標的薬剤ではそれができるが、チェックポイント阻害剤については、現時点でPD‐L1含め、各種の因子でそこまでの予測性を示すものはなく、道のりは険しい。いつかはできるにしても、それまでに無駄な投与が続き、何より、「できた」頃には次の薬剤が出ている可能性が高い。

チェックポイント阻害剤の中でも、オプジーボの次に出て来たキートルーダは、PD‐L1の出方によって、効果にかなりの差があるようで、使用にあたっては一定以上のPD‐L1が出ていることが確認されたものに限定されるようである。キートルーダは、そうして選択された「効きそうな」患者には、何も治療していない未治療例に最初から使っても化学療法以上の成績を上げた、と報告されている。

ただしオプジーボはその差が明らかでないので、日本でも欧米でも、「誰に使っていいか分からない」状態で、「誰にでも使う」ことになっている。逆に、オプジーボが「誰にでも使える」から、キートルーダが（その予測性は上記の「1％」に及ばずとも）安心して「使用制限される」という側面も推測される。

いずれにしても、繰り返しになるが、医療経済的に「無駄な投与」を削るためには、「有効な」患者を特定するのでは不十分で、「これは効かない（効きそうにない）から諦めよう」という患者を特定しなければならないのである。治療の「前」にこれを見極めることは、なかなかできそうにない。

そうなると、残るはただ一つ、治療「中」の経過から、なるべく早期に、「この患者では今後継続しても見込みがない」ということを予測することである。仮に、最終的に「治療して良かった」患者が3割、「ダメだった」のが7割として、治療開始1ヶ月の段階で、「この先やってもダメである」患者の3分の2でも見通すことが出来れば、この時点で投与を必要とする患者は約半減する。そういう方法をなんとか見つけ出そうというのである。

肺癌では、「偽増悪」は最初に考えられていたよりも少ないのではないかというデータもあるが、2016年の学会報告では「8％」という数字が出ている。発表者はこれを「少ない」ので、画像上の増悪は実際の病勢を反映している可能性が高いから、継続は慎重にすべきだと結論している。しかし、上記と同じ話になるが、「確率8％」の患者に、「低いから諦めて撤退しよう」と言えるかというと、これもまた難しかろう。ただ画像上見分けがつかなくてもやはり、実際の臨床例の経験では、本物の「癌の増悪」と画像だけの「偽増悪」は、臨床症状の改善その他の要素から見分けられるようでもあり、それをデータにまとめられないかという期待はしている。

研究が困難な理由

だがこれは、「研究」としてはなかなか困難なものといえる。まずはどういうデータを抽出するか、などを事前に慎重に検討しなければならないが、そんなことはいつもやっているので大したことではない。問題は、こういう研究への協力者がどのくらい集まるか、である。

今までの研究は、「有効な治療法を患者に届けよう」という目的で行われて来たもので（それは医学研究者として当然のことであるが）、「やめどき」を見つけようなんてネガティブな視点から研究をしようとする人間はほとんどいない。研究費は企業に頼ることになるが、製薬メーカーからすれば、「無駄打ち」でもなんでも使ってくれる方が売り上げが伸びるから、こういう研究のサポートには、よほど意識が高いところでないと乗ってこない。

研究する側のモチベーションも上がらない。こういう研究がうまくいくのかどうかは、誰にも分からない。「新治療を開発しよう」というような研究であれば、仮にうまくいかなくても、「この新治療は期待されるほどの効果は出なかった」という結論は出て、論文も出され、研究者の業績になる。

ところが今回のものは、「何も、そういう因子は見つけられませんでした」では、話にならない。だから、頑張って研究を遂行しても、徒労に終わるだけかも知れない。私自身は今更、業績を積み上げて大学教授になろう、なんて年齢でもないが、協力を仰ぎ実際に働いてもらう、若く優秀な後輩たちの貴重な時間を浪費してしまうだけになりかねない。このことを私は非常に危惧している。

何より、「成果」が出ても、さしあたっては誰も喜ばない。治らなかった病気を治す、という類のものではないので、患者から感謝されることもない。どころか、むしろ、「これは効かない、効きそうにない」という判定を早期に下して、患者に引導を渡す、という目的なのであるから、「希望」を打ち砕くための研究、とも言える。

医者も、そのような辛い知らせを患者に伝え、その後の困難な治療方針を立てなければならなくなるのだから、つまりは余計な苦労が増えるだけである。オプジーボのおかげでやっとそういう頭の痛い仕事から解放されたと思ったのに、とんだお節介ということになる。

しかしこれは、誰かがやるべき仕事であろう。幸い、製薬企業からのサポートのメドもつき、また協力してくれる施設も予想以上に集まり（なんだかんだ言っても、やはり、現在の医療コストについて「どうにかしたい」と思っている医者はかなりいるらしい）、2016年7月から開始された（臨床試験登録 UMIN# 000023131）。

そしてもう一つ、有効な患者には、現段階では「使い続けなければならない」ことになっていて、これまた「やめどき」は明らかではない。1年で3500万円なら2年で7000万円、3年で1億円を越すが、実際に開発段階の臨床治験ではそういう長期投与をしている投与例もあるようである。

これについて、開発者の本庶先生ご自身は、「ニボルマブ（オプジーボ）は半年程度の投与で済む。ずっと続ける必要はない薬です」とおっしゃっている（「文藝春秋」2016年5月号）。普通の抗癌剤や分子標的薬剤と違って、免疫応答は「完成」すればそれ以上投与を継続しなくても効果は続く、ということらしい。

確かに、投与を半年でやめて、たとえば効果が3年間続くなら、コストパフォーマンスは悪くない。しかし現時点では、効いている人に対しては、ニボルマブはエンドレスで投与するという臨床データしかない。途中でやめて、その後も効果が続いた患者の例は報告されているものの、一般的なデータはなく、よって継続せざるをえない。実際、効いている患者に「やめてみよう」とはなかなか言えない。本庶先生の御説は、現時点での臨床現場での実際の投与方法とは乖離していることになる。

だがしかし、なにせ開発者であり、本庶先生の理論が正しい可能性は高い。そうすると、我々は有効例に対し半年を越えて「無駄打ち」を繰り返しているのであるから、コストの点でも副作用の点でも罪は深い。これを検証するのは臨床家の責務である。現在、国立がん研究センターの優秀な医師達を中心にして、この、「有効例に対する治療中止の意義」に関する研究も企画中である。

これら一連の研究は、従来のものと明らかに一線を画している。従来型の研究では、ニボルマブのような有効で「よい薬」が出た時には、いかにして多くの患者さんに使うか、より早く使うか、それによって100の効果を120に、150にして、その結果増えたコストの分は後から費用対効果を考える（日本では考えなくても良い）、というものであった。上記のような「無効例には早く諦めてもらう、有効例には最小限の投与で済ませる」という「研究」は、１００の効果を１００のまま保持できれば御の字、もしかしたら90にはなるかも知れない、85までは目減りを我慢する、その代わりコストを削減して sustainability（持続可能性）を確保し、10年後や20年後に１００がゼロになってしまうのを防ぐ、というのである。きわめてケチ臭いし、貧乏たらしい。そういうのに耐えられず反発し、従来型の研究に固執する医者が多いのも事実である。

後期高齢者にどこまで医療資源を使うか

しかし、上記のような研究（専門的な言葉を使えば、至適投与法の確立、ということになる）や、薬価の多少の引き下げなどの努力も、おそらくは焼け石に水、と言っては語弊があるが、せいぜい破綻を先延ばしにするだけであろう。病気は癌だけではないし、癌は肺癌だけではない。また治療は免疫療法だけではない。非小細胞肺癌に対するニボルマブはあくまで「一つの病気に対する、一つの薬」であって、その他すべての病気に対するすべての薬が、もしくはすべての治療法が、効くものもいまいち効かないものもひっくるめて全部、コスト高騰の元になっているのである。

根本的な問題は、高齢社会になると当然の如く癌を含めて病人が増えること、そして医学は進歩してその分コストがかかることである。この二つは人類史上嘗てなかったことであり、かつ、「進歩」の結果到達した必然でもある。誰も止めようはない。

マスコミは再生医療のことを日本の救世主のように持ち上げるが、あれだって実用化した暁には膨大な治療費がかかるのは目に見えている。能天気に「期待」する素朴さは羨ましい限りである。さすがに京大の山中伸弥先生は問題を認識されていて、実用化された際に欧米企業の手に渡ると莫大な値段を吹っかけられると危惧し、ご自分のところでせっせと特許を取られているという。むろんだからといって、京大が患者さんに「無償で」治療を提供するわけではなかろう。

では根本的な解決策はあるのか。数多くのSF的文学作品がこの問題を扱っていて、結論は大体同じである。老人に殺し合いをさせる筒井康隆の『銀齢の果て』（新潮文庫）に代表されるように、高齢者を始末してしまう、という方法である。医療コストの対象そのものを除去してしまうのである。

いや、この手の話はSFとは言えない。深沢七郎『楢山節考』（新潮文庫）は、いつの時代のことなのかは明示されてはいないが、貧しい村の限られた生産力を、70歳になった老人を山に棄てるという「解決策」で補っている。だから数多の「未来小説」は、先祖返りをしているだけであり、つまりは現在に至るまで他の方法はみつかっていないのである。

しかしさすがに『楢山節考』や『銀齢の果て』ではあんまりだ、ということでこのまま行くとどうなるか。公的保険医療制度は破綻し（すでに破綻しているという説もあるが）、すべては自由診療になる。一握りの金持ちは最新の素晴らしい医療を受けられるが、そうした医療の莫大なコストを負担できるのはごく少数であろう。また多くの貧乏人は最低限のものも受けられず、その辺で野垂死にする。アメリカのように、と言えばまだ聞こえは良いが、実際にはギリシャのようになるのは自明である。これを避ける方法はあるのだろうか。

２０１４年10月に、エゼキエル・エマヌエル先生という有名な医師（ペンシルベニア大学副学長）が、「the Atlantic」という雑誌に、「なぜ私は75歳で死にたいのか」と題する随筆を発表した。当時57歳のエマヌエル先生は言う。75歳になれば、人生もうやることはやってしまっているし、それ以上のことは望めない。

アメリカ人は、「いつまでも若く健康に」なんて幻想に囚《とら》われているが、そんなことがあるはずがない。高齢者は衰え、アルツハイマー病に冒されていくだけである。極めて創造的な人達が成し遂げた軌跡をみると、20代半ばで最初の業績を上げ、ベストの時期は40前である。60過ぎで業績は最後となり、あとは何も出来ていない。アメリカ人の平均寿命は79・5歳で、日本の84・4歳とかなり差があるが、羨ましいとか追いつこうなんて考えなくても良い。75歳過ぎればそれ以上は同じである。

それで、では具体的に、エマヌエル先生は75歳になってしまったらどうするのかというと、別に首を吊ろうとか毒を呷ろうとかいうのではない。ただ、すべての「延命治療」を拒否する、というのである。もちろん、たとえば癌になったら、苦痛は取り除いて欲しい。しかし、手術をして治そうとかなんとかいうことは、一切しない。

どころか、先生は、ウィリアム・オスラー（1849―1919、カナダの有名な内科医）の、こういう言葉を引用している。「肺炎は、高齢者の友というべきである。この急性で、短く、苦しむことの少ない病気にもっていかれることによって、年寄りは、自分自身や友を苦しめる、衰えの緩徐な進行から逃れられる」。

だから、肺炎になっても、抗生物質も使わない。要するに、「苦しいのはとって欲しいが、生死については、すべて寿命と諦める」のである。

エマヌエル先生は「自分のこと」として書いておられるが、先生ほどの碩学が「自分はこうしたい、こうされたい」ということを、万人に勧めて、間違いではないと思われる。これが、私が思いつく唯一の「解決法」である。

延命治療禁止法

医療は、大別すると「延命治療」と「対症療法」に分けられる。一般的な意味と異なるかも知れないが、「治してしまう」治療（癌の手術、肺炎に対する抗生物質など）も、延命治療の一種である。なぜならば人間は必ず死ぬのだから、その病気を「治す」ということは、次の病気でまたは事故で、もしくは何もなければ老衰で、死ぬまでの延命に過ぎない。これに対し、対症療法は、その患者の寿命を延ばすの延ばさないのという大袈裟なことには関係しない。同じ3日なら、3ヶ月なら、3年なら、30年なら、痛くない方がいいし、苦しくない方が嬉しいに決まっている、ということである。

そこで、エマヌエル先生に倣って、75歳以上の患者には、すべての延命治療を禁止する。対症療法はこれまでと同じように、きちんと行う。これこそが公平で、人道的で、かつ現実的な解決法だろうと考える。それ以外に私は思いつかない。

誤解のなきよう念を押しておくが、これは75歳以上の延命治療は公的保険の対象外にして自由診療に任せる、というのではない。それだとアメリカと同じで、金があるものだけが「良い医療」を受けられることになり、不公平である。「公平」を旨とするからには、ここでは例外なく、延命治療を「禁止」するのである。

年齢によって「差別」しているのではないか、という批判は的外れである。人は例外なく、一定のスピードで年をとる。金持ちも貧乏人も、天才も愚者も、一流アスリートも私のような虚弱者も、この点においては同様である。これ以上公平なことはない。

同じ75歳でも、バリバリ現役で働いている人もいれば、もう寝たきりになっている人もいる。その通りである。しかしそういう社会的な活動度で選別をすることこそが、不公平ではないか。社会への貢献とかなんとか言い出せば、ではたとえば生まれながらの障碍によりずっと介護を受けていなければいけない人は、相対的にでも早く諦めろ、ということになる。それこそナチス的な発想に他ならない。

どんなに手がかかる人間でも、その一方生産力を有する人間でも、そこに差を認めてしまえば、我々は人間の「生きる意味」を決めてしまうことになる。それをするのは神か、もしくはヒトラーしかいない。年齢で区切るのは唯一、「人間の価値」に上下をつけず、万人を平等に扱う方法なのである。ここで確認させてもらいたいのは、私は社会的効率を唯一至上と考えているのではない、ということである。当然、「人道」はそれに優先する。そのためには、公平性は必須で、だから「年齢」であり、かつ、延命目的以外の医療はコスト削減を積極的に行うようなことはせず、十分に行うのである。

私はこの方法に固執するつもりはないが、これより他に、ベターなものを思いつかない。また、今に至るまで誰からも、「より良い」代替案を聞いたことがない。

深沢七郎『楢山節考』の主人公おりん婆さんは、70歳を前にして歯も一本も欠けておらず、自らそれを恥じてわざわざ折るくらい元気である。だから息子も「まだいいのではないか」と思ってしまうのだが、婆さんはしきたりを守ることを主張し、従容として死の旅路につく。例外を作ると村の規律が守れないのである。

しつこいようだがこれも今一度念を押しておく。私は『銀齢の果て』式に75歳以上の年寄りを殺してしまえ、なんて非人道的なことは言っていない。どころか、エマヌエル先生も「自分にやってほしい」という対症療法は、十分に行うのである。年寄りを苛めるのか、または苦しめるのか、という非難はあたらない。

余談であるが、以上の方針は、安楽死などというものとは直接は無関係であることにご注意いただきたい。高齢者であろうとなかろうと、回復の見込みがなく苦痛に苛まれる患者を安楽死させるのが良いかどうか、というテーマは全く別のことである。ここで考えているのは、今現在とくに苦しんでいるわけでもない高齢者の寿命を、人為的に長くしたり短くしたりすることをやめる、ということなのである。

とは言いながら、基本的コンセプトは、75歳になったら人生やるべきことはやってしまったので後は天の定めた寿命を引き延ばそうとはしない、というエマヌエル先生の思想であるのだから、安楽死と通じるところがなくもない。不治の病に冒され、どのみち見込みがなく、後は苦痛をいかにして軽減するか、というだけの状況になった患者で、人生の整理などやることはやってしまった人が、自分の人生の区切りを自分でつけたい、と思うのもまた自然であろう。

人には寿命というものがある、というのは、私の好きな落語「死神」で、死神の吐く台詞である。それをある年齢では認めないといけないのではないか。また、残念ながらその前に「寿命が来てしまった」人では、自分の人生の整理を認めてあげるべきではなかろうか。

ＱＯＬを目的とした医療ガイドラインを

我々は日々、末期患者に対して、補液、輸血、抗生物質など種々の「治療行為」が行われるのを目にする。これまたコストのほとんどは税金から出ている。当たり前のように思われているそれらの「医療」は、一体、「誰のため」であり、また「なんのため」なのだろうか。

それはさておきこの大方針に基づき、高齢者に対する具体的な医療内容を考えてみる。75歳以上には手術なんかはすべてしないのかというと、そうとも限らない。たとえば、白内障の手術をして目が見えるようにする、なんてのはもちろんすべきである。また、癌の手術にしたって、たとえば大腸癌を「治す」目的で病巣を取り除くことはしないが、通過障害を解除して食事ができるようにする、という消化管バイパス術などは積極的にやらねばならない。放射線治療なんかもそうで、根治目的の照射はしないが、除痛目的の、いわゆる姑息照射は奨励される。

薬物治療だと、癌に関しては分かりやすい。抗癌剤・分子標的薬剤・免疫療法剤などは使用禁止であるが、鎮痛剤はもちろん積極的に使うべきである。そしてそういう緩和医療は、実地臨床だけでなく、研究も進めて行かなければならない。高齢癌患者の苦痛を軽減しQOL（生活の質）をいかに改善するか、というのは非常に重要な課題である。ちょっと難しいのは生活習慣病の類で、無症状の高血圧に対する降圧剤は不可、だが、頭痛などの症状に対してはどうか、というような話になる。この場合はなるべく他の鎮痛剤で対処すべき、ということになるが、やはり血圧を下げないと症状コントロールができない、という場合は例外的に認められるかも知れない。

また、予防の観点からはどうか。高血圧の結果、脳卒中で死んでしまうのは仕方がないが、その時に特に何もしなくても生き残ってしまい、麻痺が残ったりするのは気の毒である。さらに、糖尿病も、合併症として腎不全になって死ぬのは構わないが、網膜症で視力を失ってしまうのは防がねばならない。ではやはり投薬はすべきなのだろうか。

そういう、ボーダーライン的なものについては専門家がガイドラインを作る、もしくはコンサルトに応じる、ということになろう。現時点で分からないことは研究する。目的は生命予後の改善ではなく、QOLの維持である。手間暇と金がかかるようだが、そんなのは、高齢者に対する延命治療のコスト削減に比べれば何でもない。

禁止を破れば、そういう「延命治療」を行った医者は、日本国医師免許剝奪の上、国外追放とする。年寄りの癌の手術をやりたい、という医者は、外国で好きなだけやればいい。

また患者側も、どうしても延命治療がしたい、というのであれば、国外脱出までは妨げない。ただし国籍は取り上げ、帰国は認めない。そういう人は日本人ではなくなるのだから、どこでどういう医療を受けようとも、日本国の関知する所ではない。

そしてむろん、根治治療を前提としないのだから、検診は無意味である。この場合、検診年齢の上限は70歳が基本になる。73歳や74歳での「駆け込み発見、治療」を防ぐためもあるが、何より、法律の趣旨からして当然であり、これはエマヌエル先生も同様の趣旨のことを書いておられる。

私は、この方法は案外、国民に受入れられるのではないかと思っている。どう考えても、アメリカやギリシャのようになるより良いではないか。それに、拙著『医師の一分』(新潮新書)でも触れたが、最近は90歳の痴呆老人にも、体をしばりつけるようなことをしてまで血液透析を行うような「医療」が施されている。本人には判断能力はない。家族も、いざとなれば決められない。医者も、決断から逃げる。だったら、法律に決めてもらうのが一番気が楽ではないか。繰り返すが、それは爺さん婆さんを殺すとか苦しめるとかではない。あくまで、苦しまないで寿命を全うさせる方法である。

人はいつまで生きる権利があるのか

最近私は、救命センター研修時代の指導医の先生が、「救命センターでも受入れ患者の年齢を制限しようかと検討したことがある」と書かれているのを読み、さすがだと尊敬の念を新たにした。救命センターでの医療なんて、誤解を恐れずに言うと、非人道的の一語に尽きる。「命を助けるため」にすべてを犠牲にしているのである。とても、我々の愛する爺ちゃん婆ちゃんに、長い人生の果てに受けさせたいような代物ではない。

ところで、その後いろいろとお聞きしたところでは、かの指導医の先生はもちろん慧眼の持ち主であるのだが、それとは別に、救命医療の現場はとんでもないことになっているらしい。私は自分が研修した80年代のイメージから、救命センターはバイク事故の若者とか労災事故の壮年とかが担ぎ込まれて来るところと思っていたが、今や超高齢者が「重症患者」として救急車に乗ってやってくるところらしい。なぜ「重症」かというと、つまりは老衰で弱っているからである。

この御時世、「死ぬこと」は人の目に触れないようになっているから、いくら患者が高齢でも家族は「死なないこと」を前提として治療を要求する。そして上記のような

「非人道的な治療」の結果、手のかかる寝たきりで「生きてはいる」がそれだけの状態になって、「こんなつもりではなかった」と文句を言われることも多いという。

それよりなにより、高齢患者の急速な増加により、すでに救命センターはどこでもそうした「年寄り」に病棟を占拠され、近い将来（あるいはすでに現在）若年患者の対応ができなくなることが自明であるそうである。2022年には、救命センター収容人数のうち9割が高齢者で、年少患者（つまりは子供）および生産年齢の患者は1割になるという戦慄すべき予想も出されている（2015年日本救急医学会総会パネルディスカッション）。実際、ある都内の高度救命センターでは、一時期、入院患者全員が80歳以上で、「高度救命センターでなくて、高度延命センターだな」という自嘲が聞かれたという。

さて、話をもとに戻すが、すぐお分かりのように、国家財政だけのことを考えれば、高齢者の延命治療は、禁止しなくても、自由診療にしてしまえば同じことで、負担はかからない。私は先に、「アメリカのようにならないために」「公平を期すために」、高齢者治療を自由診療にするのではなく、年齢で一律に延命を「禁止」するのだと書いた。

しかしここにもう一つ、大きな理由がある。

あなたが75歳になったとする。そして大病にかかり、高額医療でないと命が助からないとしよう。現在の公的負担のシステムのもとでは、あなたの家族は当たり前のこととしてその治療を「受けさせたい」と主張してくれるだろうが、さてそれが年間数千万円もかかり、そのコストが自分にのしかかると分かっても、やはり同じように「受けさせたい」と言ってくれるだろうか。

私は、ほとんどすべての場合、「それだったらいいです」ということになるだろうと考える。それは当然のことで、そうでなければ75歳の老人の道連れとなって、家族が共倒れするだけである。日本の「富裕層」の財産なんてたかが知れている。ちなみに、アメリカでは、家族の一人が肺癌になると、その家庭は13分の1の確率で5年以内に破産するという。だがしかし、あなたは、金のためにあなたを「見捨てる」、そういう家族の姿を、見たいと思うか。

もしくは、あなた自身が、家族に負担をかけさせないため、「そんな治療は要らない」と先に申し出るだろう。あなたはその時、家族が安堵したような表情を見せるのから、必死で目を逸らさなければならない。人生の終わりにそんな余計な苦労をするなんて、私なら御免蒙る。

この方針が導入された暁には、日本の高齢者は人為的な「延命」をされなくなるが、それでも、幸い大病を得ることなく、だから「延命治療」の必要もなく、90歳や100歳を迎えるお年寄りは、必ずいる。だって江戸時代にだっていたのであるから。ご希望とあれば、そういう高齢者は最大限に尊敬しろと、法律に附記しても良い。そのような長寿こそ祝うべきであって、無理矢理生かした100歳に、なんの価値があるのか。

どう考えても、医療も人心も荒廃させず、経済的にも有効打となるのは、私の提案するこの方法がベストと思うのだが、いかがだろうか。それとも、ギリシャか『銀齢の果て』かの二者択一になるまで、「待つ」べきなのだろうか。もしくは他にどういう方法があるというのか。

突き詰めると、我々は、「人間は、いつまで生きる（生かされる）権利があるのか」、「人間は、いつまで生きる（生かされる）義務があるのか」という問題に直面しているのである。そしてこの難問を我々に突きつけたのは、人類の進歩による「医学の勝利」に他ならない。だから、我々に逃げ道はない。覚悟を決める時である。

2　生き甲斐は病院通いです

国賊官僚

前節は雑誌「新潮45」２０１５年11月号で書いたものがもとになっている。発表時には、残念ながらあまり反響はなく、ちょっと拍子抜けしたことを記憶している。かなり挑発的に、具体的には「高齢者に対して、寿命を延ばすような医療行為は一切禁止せよ」なんて過激な主張をしたにもかかわらず、「医者のくせに、なんと非人道的なことを書くのか」という非難の声すらも聞こえて来なかったのだ。

もっとも私は、そういう反対意見に対して「では結構です、国家が破産し、保険医療制度が崩壊して、ギリシャ化するのを眺めていましょう」と言い返そうと手ぐすね引いて待ち構えていた。それがバレバレだったから、批判する側も警戒していたのかも知れない。さすがに「新潮45」の読者は、民主党あらため民進党と違って、対案もないのにただ「反対」を叫ぶだけ、ということはないのだろう。

新潮社のGさんは、「医療と高齢化の話はあまりに大きな問題で頭がクラクラしたが、人は本当に大切な問題は考えようとしないのではないか。安保法案で盛り上がれるのは、あれがどうでもいいことだからだ、と思う」とコメントしてくれた。私も同意する。みんな「どうでもいい」と分かっているから、安心して騒げるのだろう。その目で見ると、確かにあの安保反対のデモは、渋谷や六本木のハロウィンと瓜二つだった。警察に丁寧に守られていることも同じである。

そんなことはともかく、しかし、有難いことに、オプジーボの開発者である本庶佑先生ご自身が、私の論に反応して下さった(「文藝春秋」2016年5月号)。その一部は前節でもご紹介したが、他の薬剤(抗癌剤や分子標的薬)も高価で、しかも効果持続期間はオプジーボの方がはるかに長いのだから、これをもって本剤の費用対効果が悪いと断定するのは早計ではないかとご指摘いただいている。

これに対する私の反論は前節の繰り返しが多くなるので避けることにする。一つ確認しておきたいのは、オプジーボという薬が「非常に良いもの」であることと、それが医療経済的に最悪であることとは、全く矛盾なく成立する。後者は薬価設定と、至適投与法が確立していないことが影響するので、本庶先生など開発者でなく、厚生労働省と臨床の医者側の責任の方が大きい。私は本剤の批判をしているのでなく、どころか、製薬企業の悪口も言った覚えはない。本剤を世に出した小野薬品工業にはみな感謝すべきであろう。

そこでいま一つチェックしておきたいことは、本庶先生がおっしゃった、下記のコメントである。

この薬の値段が高いという意見には、僕も賛成です。……ＰＭＤＡ（注・独立行政法人医薬品医療機器総合機構）の人に「なんで高くしたの？」と聞いたら、「日本発の薬だから応援したい」と言っていました。その気持ちはわかるけれど、もう少し下げられたのではないかという気はしますね。

本庶先生が嘘を言われるはずもないし、またその必然性もないので、このやりとりは本当であろう。ＰＭＤＡには薬価を決める権限はなく、中医協（中央社会保険医療協議会）が決めるのだが、まあそれはＰＭＤＡの役人も「自分の手柄」として本庶先生にゴマすりをしたかったのだろうと思われるので、突っ込まない。

薬価を決める際に根拠となるもののうち、開発コストなどは中医協がどうこうするものではない。斟酌するとしたら営業利益率の設定で「色をつける」しかないのだが、問題は、ここで「応援したい」という気持ちで薬価を上げた（このコメントではそうとしか解釈のしようがない）ということである。そもそも「応援したい」のであれば、自腹を切ってやるのが当然である。他人の金を勝手にどこかに寄付して、「応援したかった」なんて台詞は、泥棒のものである。オプジーボの薬価を誰が負担するか、というと、患者本人（の負担は割合からするとごくわずかであるが）と、何より保険料と公費である。このPMDAの役人は、国民の税金や保険料は、ひとたび公の財布に入ったら、あとは自分の金である（もしくは自分の自由になる金である）と考えているに違いない。そうでなければこういう台詞は吐けない。

このことを官僚である知人に問い質したところ、「その通り、この発言は、役人として恥ずべきです。ただ、残念ながら、役人の中には、こうした考えをもっている人間が、確かにいます」ということであった。問題の本質が医学の進歩と人口の高齢化という、「誰も悪くない」ことにあるとしても、さすがにこれには呆れ果てる。かくのごとき国賊をＰＭＤＡに抱えている厚生労働省が、日本を破滅に導くのは不可避と思われる。

　ちなみにアメリカでの薬価をみておくことにする。日本の薬価が中医協すなわち「お上」が計算して決めるのに対して、アメリカでは製薬企業側が設定する。つまり「言値」である。だから当然のように、ほとんどの薬でアメリカの方が日本より薬価が高い。というより、圧倒的に多くの場合、他のどんな国よりもアメリカの薬は高い値段がついているのである。

　上記の事情によりアメリカでは小売価格は市場の原理で動くので一定せず、参考までに卸価格を調べると、オプジーボは1㎎あたり28・78ドル、非小細胞肺癌に対する使い方は日本と同じく体重1㎏あたり３㎎を２週おき、で、体重60㎏の人だと1回５１８０ドルほどになる。円ドル相場の変動が大きいので計算し辛いが、１ドル１１０円としても57万円ほどである。日本の価格（同じ体重の患者さんだと1回１３３万円）の半値以下である。おそらくこんな例は他にはほとんどない。「応援する」なら日本の税金を使う方を低くして、海外の薬価を（それを操作は出来ないのだろうが）上げるのが当然だろうに。

　ちなみに、同種薬キートルーダの薬価は1㎎あたり51・79ドルで、非小細胞肺癌には体重1kgあたり2mgだから60kgの人だと6215ドルほど、ただしこちらは3週ごとの投与であるからそれを勘定に入れると上記アメリカのオプジーボの薬価より2割ほど安い。

キートルーダは「日本発の薬剤」ではないが、こちらも間もなく日本で承認される。その薬価は、日本のシステムだと先行薬すなわちオプジーボを「参考」にされるので、どう考えてもアメリカのキートルーダの薬価よりも高く設定される可能性が高い。そうすると、かのPMDAの役人は、ついでにこの薬も「応援」してくれたことになる。私は官僚というものはもっと賢いと思っていたがどうもそうでもないらしい。私が彼らを「国賊」と罵倒するのに異論がおありだろうか。

高齢者に「やりたいこと」はあるのか

さて、本節ではもう一つ、前節の補論として、「高齢者の医療」を、患者側の観点から眺めてみることにする。よく高齢者が洩らす「将来のことが心配」という不安に対して、養老孟司先生が、「後は死ぬだけじゃないか」とどこかで書いておられたが、なかなかそう笑って割り切るわけにも行かない。

我々が高齢の患者に対して、「もう医療ができることはないです。症状はなんとかコントロールするようにしますから、好きなことをして下さい」と告げたとする。その患者は、十分に理性的な人で、自暴自棄になったりしない。というか、そういう人だと見込んだからこそ、あえてこの大事を打ち明けたのだ。

ところが多くの場合、人間は、「好きなことをやれ」と言われても、なかなか行動に移せない。先立つものが云々ということもあるのだが、なによりも、「自分がやりたいこと」が何なのか、が分からないのである。

試しに若い人、そう、たとえばこれから大学受験に向かう高校生に対して、「偏差値などではなく、自分が将来何をやりたいのか、を考えて大学を選びなさい」などと、おためごかしに言ってみればよい。何？　あなたは昨夜、息子さんにそういう話をした？　それはちょうどいい。息子さんはどうでした。困った顔をしていたって？　そうでしょう。大学受験のときの私の娘もそうだった。「やりたいことは何なのだ」と問い詰めてしまうと、ついには泣き出しかねない有様である。

結局はみな、「やりたいこと」が分からないままに大学に入り、就職し、そこで「これが果たして自分のやりたいことだろうか？」などと思い悩み、極端な奴は「自分探しの旅に出る」なんてわけの分からない行動に走るのである。

春秋に富む若者でさえそうなのである。まして体力も衰え、時間も限られた末期患者が、「やりたいことをやれ」と言われて「ホイ来た、待ってました」と何かに取り掛かれるだろうか？ 「死が差し迫っている時にやりたいこと」一覧表のことを「棺桶リスト」というらしくて、よく映画になったりする。映画になるということは、普通にはそういうことはできない、という裏返しでもある。

映画ついでに触れておくが、黒澤明監督の名作『生きる』では、名優志村喬演じる主人公が、不治の胃癌になった後、市民のための公園を造るために奔走する、という話が描かれている。皮肉な言い方をすれば、ちょうどいいくらいの「困難な」仕事があったのは、この主人公にとって幸いであった。そういうものをゼロから見つけるのはなかなかできない。てんで実現不可能なものであってもいけないし、簡単に達成できてしまうものも、できた後で空しくなるだけだから不適切である。

たぶん我々が、「やりたいことをやれ」と言われると、このようなことを無意識のうちに考えるのだろう。そして何が適切なのか、できるのか、それでいいのか、などで堂々巡りしているうちに時間がたち、ますます焦るだけなのである。そしてそれが高齢者でより顕著であることは、容易に想像できるだろう。その結果、どうなるか。

伊坂幸太郎の小説『終末のフール』（集英社文庫）では、近い将来に小惑星が地球に衝突して人類が滅ぶ、という設定での世界が描かれている。そこに登場する人々は、「この世の終わり」を認識していながら、あえて日常生活つまり「今までの続き」を行うことによって精神の安定を得ている。考えるまでもなく、世界がいっぺんに消え去ることがなくても、我々個人は必ず死ぬ。しかし、常時そのことを意識して生きるなんて、「葉隠武士」じゃあるまいし、普通人にはできない相談である。

病気が生きがいです

そして、高齢の病人にとって、精神の安定を得るべき「今までの日常（の続き）」は、自分の病気のことに他ならない。かつて私は、86歳の高齢でもなお化学療法に執着する肺癌患者Yさんのことを書いたことがある（『希望という名の絶望』新潮社）。副作用をみかねて、さすがにもうやめようと、私は彼を説得して治療を中止した。

その途端、副作用が抜けた分だけ体は楽になったはずなのに、Yさんは腑抜けのようになってしまった。ご家族によると、「他にすることもないので、とにかく病気のことばかりをずっと考えている」ということで、私は頭を抱えてしまった。Yさんにとって、副作用や病状の変化（それは本人の自覚症状に出ない、血液検査の数値や画像での病巣サイズなどが主である）に一喜一憂することこそが「生き甲斐」であったのだ。

アリゾナ癌センターのカーリー先生という方が、こういう話を書いている（Curley BF. J Clin Oncol 2015; 34: 4118）。テッドという89歳の老人が、肺癌疑いの陰影を指摘されたが、どこの病院でも「この年齢で今さら診断や治療をしても仕方がない」と取り合ってくれなかった。9ヶ月後、腫瘍がかなり大きくなり、テッドは医者に頼み込んで生検をしてもらい、肺癌の確定診断を受けた。しかしその医者も、まともな治療を行おうとしなかった。「あなたはもう十分いい人生を送ったでしょう（You've lived a good life）」というのがその医者の言い分である。

そのまた2ヶ月後、テッド爺さんはカーリー先生のところに辿り着いた。先生は診察や検査で彼の全身状態が良好であると診断し（テッドは「ガールフレンド」と来院していたそうだ）、娘に電話で聞いて「家でも元気で活動的である」ことを確認して、それでは、ということで、「通常の」抗癌剤治療を行った。腫瘍は縮小し、テッド爺さんは元気である。爺さんは90歳の誕生日を迎えた。そして彼に「チャンスを与えてくれた」

カーリー先生に感謝している。

もちろんカーリー先生はこれを「自分のやったことは正しかった」成功譚として書いているし、そうかも知れない。だがしかし、私はやはり彼に「You've lived a good life」と言った医者の側に立ってしまう。それで結局テッド爺さんは何を成し遂げたのか。ただ「抗癌剤治療を受け、89歳でもそれが可能であると示した」だけではないか。

もちろん、こういう考えを抱くこと自体が、不遜である。テッド爺さんが90歳の誕生日を迎えられたことが「無意味である」としたら、ではたとえばこの私が2016年に55歳になることに何の意味があるのだろう。そもそも人生に意味があるのか、また意味が必要なのか。少なくとも、私が決めるべきことではないのは確かである。

しかしそれでもなお、私は、釈然としない。どうみても、テッド爺さんの「治療」は、治療そのものが目的としか思えない。そんな、合計11ヶ月もの間あちこち病院を渡り歩き、「治療をしてくれ」とかなんとか訴える暇があったら、残された時間、他にもっとやることはなかったのか。どのみち爺さんはこの後1年持たずに肺癌で死ぬのである。

だがしかし、爺さんにとって、「やること」は治療以外になかったのである。そして私はそれを笑えない。Yさんもそうだった。治療が、もしくは病気が、残された彼の人生そのものだったのである。

煩悩は不滅である

寄席でよく出て来る話であるが、一昔前の楽屋は、噺家が集まると、バクチや女の話でもちきりだった。今はみな高齢化して、寄ると触ると「病気のこと」ばかりだそうである。膝が痛い、腰が痛い、小便が近い、その他諸々を、嬉々として語り合っているという。そういえば、そういう薬のコマーシャルにはやたら噺家が出てくる。

道楽商売である落語家でさえこのザマなのだから、堅気の爺さん婆さんにとって、他に何の話題があるというのか。機会があれば、外来の待合室で患者の話に聞き耳を立ててみられると良い。自宅や老人施設では話すこともなく押し黙っている年寄りが、そこでは生き生きとして「社交活動」にいそしんでいる。ついでに言うと、そういう場で、他の患者に対して、「そういう治療を勧められたなんて、そりゃあんた、もうダメだということだよ」なんて、甚だ無責任に残酷極まりない言葉を平気で吐く患者もいるから、こちらも油断はできない。

こんなことは煩悩に塗れた俗界での宿命かと思ったら、そうでもなさそうである。90

歳を越えた高齢の尼僧が胆嚢癌になって、手術を受けて「助かった」らしい。大きなお世話だが、人を導こうという高僧なら、どうしてそのまま大往生を遂げてしまわないのか、と私は思う。その年齢でなおもこの世に執着する姿を晒して、どの面下げて「仏の道」を説教するのだろうか。癌では、心臓病と違ってすぐに死ぬことがなく、脳卒中のように思考や言葉がやられない。浄土に赴く準備をするのに理想的ではないか。

この尼さんは、術後回復するまで、半年間寝込んでいたという。そしてその後、言うに事欠いて、「リハビリ生活は全く苦痛で、生きているのが嫌になりました」とかインタビューで答えている記事を見て、私は唖然とした。せっかくの「死ねる機会」を打ち捨て、この世にしがみついたのは自分じゃないか。なのにそこには「生かしてもらっている」という感謝の念は感じられず、「生きてやっている」とでも言いたげな傲慢な態度だけが透けて見える。

この婆さんは、自分が生きていることが世の中にとって非常に重要である、と信じているようだ。たぶん取り巻き連中がそんなことを吹き込んでいるのだろう。坊さんとしては致命的であるが、それにも気がつかないくらい現世の欲に目が眩んでいるということなのだろうか。

「哲学」はどこに消えた

皮肉にもこの一件は改めて、「人は何のために生きるのか」ということを考えさせてくれたのはたしかである。意地の悪い言い方をすれば、阪神タイガースの熱狂的ファンで、タイガースが勝っては祝杯、負けてはヤケ酒と、大酒を喰らって酔い潰れ、そのうち血を吐いて死ぬアル中の爺さんの方が、「生きる目的」の観点からすると、よほど「健康的」ではないか。

そういう「目的」を持たない団塊世代が大挙して老人になり、自然の成り行きとして病気になる。そして「生きて、何をするのか」がないまま、病気とその治療だけが自己目的化する。いわば、病気そのものが「生き甲斐」になるのである。これでは、医療費削減なんて、できるわけがない。

本来は、医療費削減と、高齢者の「生き甲斐」の問題は全く別次元の話である。私が主張した「高齢者の延命治療禁止」政策は、国家がまるごと破産してギリシャ化する前に、高齢者医療の「重し」を取ろう、ただしその際に、老人の「人生」は尊重しよう、というものだった。しかし、もし医療が「人生そのもの」であったとしたら、「別の話」

と言ってばかりもいられなくなる。

つくづく、国家財政の破綻がちらつく前に、人間はなんのために生きるのか、超高齢社会において老人の役割は何か、ということを考えておくべきだった。それもカネの問題と切り離して考えておくべきだったのだろう。90過ぎた老僧が現世の命にしがみつくなんて世の中では、そんな「哲学」は無い物ねだりになってしまった。

いや、他人のことは言えない。我々だって同じことだ。医者も、患者が20歳であろうが80歳であろうが、とにかく「寿命を延ばすこと」を課題の第一に挙げていた。今さら課題を切り替えるのは難しい、というより、どう切り替えていいのかをこれから考える、という体たらくである。それもこれも全部、カネに迫られて泥縄で対応しようとしている。みっともないったらありゃしない。

ＮＨＫ取材班がまとめた『老後破産』（新潮社）という本では、蓄えが底をつき、年金では暮らしていけない老人の「死にたい」「生きていても仕方がない」という呻き声があちこちに描かれている。しかしその一方で、彼らは癌の治療を受け、再発を心配して病院に通い、高額な抗癌剤を使い、さらに有り金を減らす。論理的には明らかな矛盾だが、面と向かってそれを指摘しても始まらない。

1880年代のミシシッピ川を舞台にしたミュージカル『ショウボート』をご存じだろうか？　黒人荷役のジョーが悲惨な生活を歌い上げるナンバー「オール・マン・リバー」にこういう歌詞がある。

「もううんざりだ。頑張っていくのなんて嫌だ。生きるのに疲れた。（だが）死ぬのは怖い……」

私は、「人が生きること」を表現する文句として、これは最高傑作だと思う。ついでに書くと、ユーチューブでも視聴できるサミー・デイヴィス・ジュニアの絶唱は、世の中のあらゆる「歌」の中で最も感動的である。こういう「人情」は古今東西、変わらないのだろう。そして現代はこれが未解決のまま手つかずで残り、その上にカネの問題がオーバーラップするのである。

3　医療コストから目を背けるな

お茶を濁す

前節でご紹介した新潮社Gさんの見解、すなわち「人間は、重大な問題を前にすると思考停止になって眼前のことに終始する」という命題についてもうちょっと考えてみる。ここには二つの要素がある。まず、「分からない」「どうにもならない」ことに対してまともに考えようとしない、という前半部分がその一つである。カエサルの、「人は、見たいものしか見ない」という卓見は、この部分に相当する。

ただ、「見ない」というだけで「おしまい」、とはならないこともある。さすがに問題の存在まで忘れ去ることはなかなかできないのである。そういう時に、何か関連した手近なことをやって済ませ、自分を安心させるという後半部分が付け加わる。とにかく「何かやっている」と、重大な問題も解決に向かっている、そして自分もそれに貢献している、かのような錯覚をもつことができるらしい。

非常に多くの場合、この「何か」は、それまで自分がやっていたことをただ継続するだけ、である。これに相当する日本語として「お茶を濁す」という表現があるが、むろん当人にそんなつもりはなく、至って真剣である。

3・11大震災の後、その辺のストリートミュージシャン連中が、「自分たちは歌っていることしかできない」と「活動」を続け、ビートたけしに「何もできないのだったら黙っていろ」と一喝された、というのは極めて分かり易い例であろう。彼らだって、ふざけていたつもりでも、悪意があったわけでもない。「問題の解決」に向けて、自分らも「何かしたかった」のであろうが、具体的な方策が何も見つからず、そこで停止してしまったのである。

癌医療に携わる我々の目下の最大の問題は、天文学的なレベルで上昇し続けるコストであることは、すでに述べた通りである。

その金は、誰が負担するのか。アメリカは「自己責任」の国であるから、基本的に個人である。具体的には、自分たちが入っている医療保険（日本でいえばアフラックとか第一生命とか）で賄う。ただし医療費の高騰に伴い、保険料も上昇の一途を続け、今、アメリカでは、家族の分の高額医療もカバーしてくれるような（「ファミリー特約」みたいなことをお考えいただければいい）医療保険に入ろうと思えば、普通の世帯年収の半分ほどが自己負担になるそうである。そして2028年にはこれが「100％」になると指摘されている（Saltz LB. JAMA Oncol 2016; 2 : 19）。

ではそういう保険に入れない人達はどうするのか。向こうの医療を見てきた同僚によると、非常に高額の治療（たとえば骨髄移植）をやろうという時は、まず患者および家族と医者は、「あなたの入っている保険で、この治療の支払いがカバーできるのか」の相談をするそうである。そしてそれが「できない」のであれば、治療そのものがキャンセルになって、残念でした、お引き取りください、となるのだ。こういうのがどんどん増えてきて、さすがにアメリカでも医者が問題視するようになった、というのは前述した通りである。

翻って日本ではどうか。再三指摘しているように、国民皆保険と高額療養費という、アメリカ人などだと泣いて羨む有難い制度によって、ほとんどは公的負担である。だからその分、潰れる時は、おそらくシステムごと、みんなまとめて潰れる。治療費が猛烈な勢いで上がっていて、止めようがないのだから、保険医療制度は風前の灯火である。

よく、「生活保護になってしまえば医療費はタダ」と言われ、私も何度かそう書いているが、高額医療に関してはみんな似たようなものである。仮に年間4000万円かかる免疫治療剤を投与されたとしよう。普通の3割負担でも1200万円、これを毎年払い続けられる人は少なかろう。ニボルマブの例でも出したので細かい計算は略するが、高額療養費制度によって、収入の最も高い人でも年間負担分は200万円前後になるはずであり、つまりは95%が公費である。通常の収入の人は98%が公費である。100%公費の生活保護の人達と大差ない。

高額療養費制度は、1973年10月に導入されたそうだが、どう考えても、そもそものコンセプトは大怪我とか一生一度の大手術とかいう、本当にその時に生きるか死ぬかの瀬戸際にある人が「金がないから死んで行く」ということがないように、ということでできたものであろう。当時は一月何百万もかかり、しかもずっとそれを続けなければいけない薬、なんて、存在はもちろん、想像もされなかったのではないか。それを、「一生一度」級の医療コストが延々と続き、しかもずっと負担しなければならないなんて、制度設計上は「想定外」のはずである。

実際、厚生労働省保険局の担当官は、「週刊新潮」の取材に対し、高い薬の登場で、この制度自体が揺らぎかねないのではないか、と問われたところ、「おっしゃるように、高額な薬が普及すれば、この給付金制度にとって大きな負担になるといえます」と素直に認め、懸念をあらわにしたということである（「週刊新潮」2016年5月26日号）。

余談だが、私は、保険医療制度が破綻した時、生活保護受給者がスケープゴートになって、「お前達が無駄に医療費を喰っているからだ」と攻撃されるのではないかと懸念している。前述のように、高額医療に限れば、最大でもわずか5％の負担の違いしかないのではあるが。

医師の反応は鈍い

以上が「どうにもならない重大な問題」である。これに対して、医者連中はどう対応しているか、というと、お寒い限りである。私は2015年11月の肺癌学会でこの件をシンポジウムに取り上げ、問題提起した。大ホールで立見が出たほど聴衆は集まり、これを取材したネットの記事は史上最多のアクセスを記録したそうだ。だがしかし、具体的な反応は鈍い。

私が見聞きした限り、医者や研究者の反応は3パターンに分かれる。一つは、「医療費を喰っているのは抗癌剤よりも循環器系の薬剤の方が多いから……」というような、「自分たちには責任はない（もしくは他人の方がもっと責任が大きい）」というもの。肺癌学会のある理事は「コストのことは国が考えるべきだ」と発言したそうだ。国って誰よ。これは「重大問題」そのものを、「自分とは関係ない」と切り捨てている。これに比べればまだ、「自分も何かしたい」と思った、あのストリートミュージシャン達の方が良心的ではないか。

二つ目は、「もう戦争しかないな」と、投げやりな極論を結論にしておしまい、とするもの。これは、自分を当事者ではなく第三者の立場において「冷静に」コメントしているから、一見まことにシニカルでカッコいい。ただし、それであればそのまま世捨て人になってしまわないと不徹底であろう。

そして三つ目、最も多かったのが、「問題である」「考えなくてはならない」「検討が必要だ」と言うのだが、言うだけの人達である。

で、この人達は何をするかというと、相変わらず同じように極めて高価な薬を「患者のために」実地で、もしくは試験で使い続けるようである。2016年のアメリカ臨床腫瘍学会でも、コストの問題が指摘される一方で、ニボルマブをはじめとする「画期的で、有望な薬」については、盛んに臨床研究がなされていた。多くは、効果を高めるため、より多くの人に効くようにするため、他の薬剤と併用しようというのであるが、これがまた判で押したように高額な薬剤との組み合わせばかりである。それを我が国の医者たちは羨ましそうに眺めていた。本音では金のことなど考えずにそういうことをやりたいと思っているのであろう。

ただし、本邦で「コストも問題である」とか嫌々ながらも認め始めた人たちは、自分らの臨床研究をするにあたって、「コストの計算を組み込む」ということをしているらしい。しかしそんなの別に「研究」しなくたって、薬価と患者数を掛け合わせれば、公文の小学生レベルで「何千億」もしくは「何兆」という計算ができる。「何かをやっている」解決策もどきとしても、嫌になるほど次元が低い。

厚生労働省も治療における費用対効果の検討を開始したとかいうことであるが、従来のものはその目で「データ」をとっていないから、計算は困難であると予想される。それに、どのくらいの費用対効果が適切もしくは許容範囲内であるか、という基準が示されていないから、「有効である。しかし費用対効果は不良である」という結果が示された時にどうするか、という最も肝腎な方針が定まっていない。下手をすれば「計算しただけ」に終わるかも知れない。

なぜこんなにこの問題は解決が難しく、認識することすらままならないかというと、金額の大きさ以上に、現行の保険医療システム、つまり高額医療を公的負担にするというやり方で、さしあたり誰も困っていないからである。患者さんにとっては「医学の進歩」のおかげでより良い治療が受けられる。医者も、それでもって自分が赤字になることはない。これを、「将来の世代のため」などと言い出して手を付けようとした途端、誰かが払わなければいけなくなり、誰かが治療を受けられなくなる。つまり、今、誰も困っていないのに、「困る人達」をわざわざ作ってしまうのである。

この問題について私以上に危機感をもっている私の後輩が、ある患者団体への講演で医療コストについて触れたところ、「そういう問題を患者の前で話すのは、患者に心理的負担を与えるからよくない」という抗議が来たそうである。それはその通りだろう(これについては私も悩み考えるところであり、本書巻末の対談で曽野綾子先生にお聞きしている)。だがしかし、目を瞑り耳を塞いでいれば通り過ぎる問題ではない。

みんなそんなことは分かっている。分かっているのだけれど「自分にはどうしようもない」のだ。だから患者団体は「新薬の承認を早く」と、まことにもっともな要望を出し続け、医者も、今、さしあたっては「良心的」に、自分の患者を診続け、自分の研究を続けるのである。

かつて山本夏彦翁はこういうことを書いていた。太平洋戦争末期、日本の敗色が決定的になった段階でも、帝国軍人たちは血眼になって出世を求め、中将は大将に、大将は元帥になりたがった。戦争に負けてしまえば、そんなものなんにもならないのは自明であるのに、である。私にはこの将軍たちが、眼前の治療に専念し、目先の業績を追い求める、現在の我々医者連中の姿に重なってならない。

とはいえ、私はここで、自分だけが目覚めたようなことを書いているが、私の周囲の、「重大な問題に対して動かない」同僚は、ある意味で私や、患者に対しても警鐘を鳴らした私の後輩よりも、「理にかなった」行動をしているのかも知れない。どのみち破局が避けられないのであれば、心配するだけ無駄だからである。

もしかしたら、3・11震災前における福島原発の「原子力ムラ」の人達の行動も、こういうものではなかったか。大地震は来る。来た時には大津波で冷却用の電源が失われ、最悪の事態になりうる。しかしこの「重大な問題」に対して、「できることはない」。ならば「今まで通りの日常」を続け、それまでの間、金を儲けよう内部で出世しよう……。

我々が直面している問題に戻る。わが後輩によると、GDP比で今の日本と同程度の借金を、戦争や革命以外の形で返済ないしは「チャラ」にしたのは、世界の歴史上数えるほどしかなく、その一つは1980年代のイギリスだそうだ。ただしこの時、サッチャー政権の徹底した緊縮策によってイギリスの医療は一度崩壊し、「肺癌の手術は1年半待ち」というような有様になった。だから、上記にある、「もう戦争しかない」という「解決策」は必ずしも正しくないとしても、医療が滅びるのは必至のようである。日本そのものが滅亡してしまわなければよしとせねばならない。

節約のための研究

では私はどうするのか。「警告を発した」のみで、あとは「それ見たことか」と傍観するのが最も簡単で、かつ「賢明」なのであろうが、そうも言っていられない。第1節で書いたように「至適投与法の検討」の一つ、すなわち、高額な薬剤が「効きそうにない」患者を早く見極めて諦めてもらおう、という研究は、一応進みつつある（臨床試験登録 UMIN#000023131で検索できる）。これに対してスポンサーになってくれたのは、意外に思われるかも知れないが、かの薬剤を製造販売する当の製薬メーカーである。どうしてそんな、「商売に不利になる」ことに金を出すのかって？　向こうにも何か思惑があるのかも知れないが、いずれにしても彼らが「悪徳業者」などではないことはお分かりいただけると思う。一般論として、「商売人」は、医者や軍人なんかよりよほど先のことを見据えている。

また一方、こちら側にも、利害関係があるところから研究費をもらってもいいのか、という批判もあろうが、この際、贅沢言ってはいられない。「金の節約を主目的とする」研究はほとんど前例がないので、なかなか公的な研究助成を受けられない。申請しようにも、申請書を出す先がないのである。*

*註：ただしこの件に関し実のところ私は、多少思い違いもしていたらしい。能天気に天文学的な薬価をつけた役人達が、そういう「金の節約のための」研究の意義を認めて多額の助成をしてくれることはないだろうと最初から諦めていたのである。しかし役人も、かの「応援したくて」アメリカの倍以上の薬価をつけたPMDAの国賊ばかりではないようである。日本で医学研究の予算を取り仕切っている日本医療研究開発機構（AMED）は、医療経済的な視点も踏まえた研究開発、というのを目指して、遅まきながら検討委員会を立ち上げた。可能であれば、もう一つの「至適投与法の検討」、つまり有効例に必要最小限の投与で済むように、というのをこちらの予算でできないものかと期待している。

ことのついでに、多少みっともない自己正当化であるが、その他自分がやり始めている「研究」をここに記しておく。本書の冒頭にも記したように、肺癌の中である集団

（特定の遺伝子変異をもつもの）には、それに対応する分子標的治療薬という薬剤が著効を示すことがある。ただしこれも、免疫治療剤ほどではないが、非常に高い。この薬を、その集団の中でも条件の良くない患者、たとえば80歳以上の高齢者に対して、3分の1程度の投与で済ませられないか、というような検討を行っている（臨床試験登録UMIN#000015949）。

この手の分子標的治療薬は、抗癌剤に比べてもともと毒性が少ないので、高齢者でも通常量をやってできないわけではない。この減量投与によって、多少は副作用も軽減するのだが、もう一つの主目的はコスト削減である。むろん、治療効果は通常量を上回ることはあり得ない。目指すは「同じくらいの効果で、安上がり、できれば副作用も少なく」である。

また、高齢者肺癌で手術を受けた患者に対して、通常の研究では生存率がどうか、癌は治ったのか、を調べるのだが、それよりも、爺さん婆さんが「手術してガクッと年を取った」とか「あれから元気がなくなった」というようなことになっていないか、どのくらいそれがあるか、どういう患者でそうなったか、の調査研究も企画している。

私の本来の主張からすると、高齢者に対しては、そもそも手術や薬で延命すること自体に反対のはずであるが、いきなりそんなことをやっても同調する人間は少なかろう。治療するのはやむを得ないにしても、できるだけ「無駄を省く」ところから始めねばならない。今までは、ことが「命に関すること」であるから、少々の無駄、どころか莫大な浪費でも、「プライスレスの命」に比べれば無視してＯＫ、だったのである。

しかしながら以前にも書いたように、こんな一連の研究では、非常に上手く行っても、せいぜい「破綻の先送り」で精一杯であろう。事態は、小惑星の衝突のごとく「どうにもならない」可能性の方が高い。

だがその間に、周囲の意識を変えることができないか。それが私の抱く、淡い期待である。私は最近、学会等で、「高齢者に対する癌治療研究で、生存の延長を目的とするのはやめるべきだ」と主張しているが、この「過激な発言」に対して、正面切って反論されたことはない。みんな、薄々分かっているのである。それを「渋々認める」ところまでもっていけるかどうか。

今、ここにいる年寄りを助けるよりも、もしくはどうせ助からない末期患者に「希望を与える」よりも、将来の世代が困らないようにすべきである。この「暴論」に賛同を集めることは難しい。年寄りは死ねと言うのか、とか噛み付かれそうである。

それに対してここで答えておくと、そもそも「年寄りは死ねと言うのか」という質問自体は無意味である。私が何を言おうと言うまいと、年寄りもそうでない人間も、みな死ぬのである。「年寄りはすぐ死ねと言うのか」と訊かれたのなら、もちろんそんなことは言っていない。それはエマヌエル先生が、「75歳になったら死にたい」とはおっしゃるものの、首を吊ろうというのではない、と第1節で書いたことを読み返していただければ明らかであろう。

では、「年寄りは先に死ねと言うのか」と訊かれたら、たぶん私はそう主張している。年寄りから順番に死ぬ社会が一番健全であり、私は私の娘よりも先に死ぬべきで、私の母は私より先に死ぬべきである。間違いなく誰よりも強く、私の母はそう思っている。私の祖父が生まれた明治時代は、結核で若者がバタバタ死んでいった。樋口一葉も正岡子規も滝廉太郎も、惜しみて余りある才能を空しく抱いて他界している。それに比べたら、75歳で癌で死ぬなんて、古人の描く理想郷ではないか。

ところで、憲法25条にいう「生存権」、つまり、すべて国民は、健康で文化的な最低限度の生活を営む権利を有する、の「最低限度」には、年間何千万のコストがかかる高額医療も含まれているのだろうか？　「将来の世代のために」これを制限することは、

「憲法違反」なのだろうか？　もしそうだとしたら、やはりこの憲法を作った奴は「先が見えていなかった」としか言いようがない。

いくら寿命が延びても、さらにもっと長く生きたいというのは、生物としての人間の本能ではないか、とおっしゃるか。その指摘は正しい。しかし、今それを主張することは、そのために子や孫を切り捨てるという選択を採れ、というのに等しい。自己保存と種族保存という、本来的には矛盾しない二つの本能は、少子高齢化のもとでは明らかに二律背反に陥るのである。私は、種族保存を優先すべきではないかと考える。

ＪＴ生命誌研究館館長の中村桂子先生は、インタビューに答えて次のようにおっしゃっている（「週刊新潮」２０１６年６月30日号）。

今、われわれが考えなければならないのは、自分の世代ではなく、次の世代のこと。次世代のことを考えない生き物は滅びます。自らではなく集団のことを考えるというのは、生物学の基本なのです。

4 「新しいものが良い」なんて誰が言った

新しい治療法が優れているとは限らない

増加の一途を辿り、国家を破滅の淵に追いやっている医療費、とくに薬剤費の問題は、もちろん日本だけのことではない。むしろ、諸外国では、こんなに薬が高くなる前から、費用対効果の考え方が入っていた。たとえばイギリスでは「コスパが悪い」と判定された薬剤は保険償還がされず、つまりは使いたければ自費でやれ、という制度になっている。コストを考えずにイケイケドンドンだったのは、もともと「貧乏人はまともな医療が受けられなくても当然」、という金の論理が支配する国アメリカと、全部が公的負担の上に乗っかった親方日の丸の日本くらいであった。

そのうちでも、アメリカの方が一足先に、「医学が進歩して治療がよくなるのは良いが、コストからしてすでに〝unsustainable〟（持続不可能）である」という警鐘を鳴らし始めた。先駆者はニューヨークのメモリアルスローンケタリングがんセンターにおられる、バッハ先生やザルツ先生という方々である。

ここまでに何度も持ち出してきた話だが、日本ではオプジーボの1年間のコストが3500万円、またアメリカでは肺癌に対して承認された同種薬キートルーダのコストが年間100万ドル（ただし、その後のデータから、用量は下げられ、それに伴ってコストも下がったのは前述の通りである）、とくれば、問題意識を持たない方がおかしい。昨年のアメリカ臨床腫瘍学会でザルツ先生がコストに関する発表を行って全世界に衝撃を与えたが、それには日本の厚生労働省のお役人も来ていて、その後で日本の医者に対して「どうすればいいんですかね？」と聞いていたという話である。

どうしてこんなことになったか、については、繰り返し指摘している通り、第一の原因は「医学の進歩」である。しかしこれに加えて、問題を悪化させた大きな要素の一つに、コストに対する医者の無関心と、そして「新しいものは良いものだ」という、無邪気としか言いようのない思い込みがある。

2012年に、ザルトラップという薬が大腸癌に対してアメリカで承認された。化学療法に併用することによって、患者の予後をわずかながらも改善させるというデータが出たのである。しかし、すでに同種のアバスチンという薬がアメリカでは（日本でも）あって、これも同様に化学療法との併用で予後改善効果があった。その程度はザルトラップとほとんど同じで、ただしザルトラップの薬価は、アバスチンの倍であった。バッハ先生とザルツ先生達は、自分たちが勤務するスローンケタリングにはザルトラップを導入しない、と決定した。効果が同じで値段が倍なのだから、採用する必要はない、というのがその理由である。先生達はこの経緯をニューヨークタイムズに寄稿された（2012年10月14日付）。

これは一見、当たり前の判断で、そもそも新聞に出すほどの話ではないように思われる。だが、たったこれしきのことでも、先生達の決定には院内から猛烈な反対があったという。なぜか。医療の世界では、「新しい」というだけで、イコール「ベターである」と、みんなが信じているからである。

特に自由競争の国アメリカでは、そういう「高い薬を制限する」というような行動は〝rationing〟というレッテルを貼られ、政治的な攻撃の的となる。この〝rationing〟という言葉は分かりにくいが、「配給制」などと訳され、要するに「お仕着せで選択の自由を奪うもの」だというのである。我々にはこの感覚はいまいちピンと来ないが、アメリカでは唾棄すべき悪事を表すキーワードとしていろんなところに出てくる。

だから、私は、国家を滅ぼすほどの問題になるのは「効く薬」で、効かない薬は使わなければいいだけ、と書いたが、それすらも実際には難しいのである。「効く薬」の使用制限に比べて、こちらの方は倫理的問題など皆無であるはずなのに、それでも徹底しないというのは残念至極、というより、これしきのことができないようではとても「その先」の解決は覚束ない。よって甚だ情けないのではあるが、ここで少々強調しておく。

ところで、ザルトラップは結局日本では承認されず、またアメリカではスローンケタリングの努力もあって、今ではアバスチンよりもほんの少しだが安いくらいの価格になっている。ところがこれで終わりではない。またしてもアバスチンと同種の、サイラムザという薬が登場し、これはザルトラップよりももっとアバスチンに似ていて、大腸癌での成績はアバスチンに比べて効果も副作用も全く同じである。そしてアメリカでの薬価はアバスチンの2・5倍であり、さすがのアメリカでも「使うのは不適切」というコンセンサスができているようである（Goldstein DA. JAMA Oncol 2016;2:860）。

日本ではサイラムザは最初、胃癌の薬（化学療法との併用でわずかながら上乗せ効果あり）として認可されたが、２０１６年5月に、大腸癌でも使用が承認された。そして上記の如く、効果も副作用もアバスチンと全く同じであるが、薬価は2・8倍である。どうしてこんなことになるかというと、オプジーボが悪性黒色腫で最初に承認され、次いで肺癌に認められた時に薬価改定がされなかったのと同じ理屈で、つまり「そういう時に値段をいじくるようにはしていない」という「役所の決め」があるためである。

私は大腸癌の専門ではないが、「効果が同じ、副作用が同じで値段だけ2・8倍の薬」に使い道がないくらいのことは分かる。がんセンターの大腸癌専門のもと同僚に「使うのか?」と訊いてみたところ、「使うわけねえだろう」と吐き捨てていた。薬価そのままで、どうしてこれを承認したのか、理解に苦しむところである。

ところが、これに対しても、提灯持ちみたいなことをやる医者もいて、大腸癌に対して承認されたその日、日本臨床腫瘍学会は会員（私もそうである）全員に、「副作用に注意して慎重に使いましょう」という通達を流した。慎重に使えもなにも、使い道がない薬剤のはずである。その通達に名を連ねている大腸癌専門医の一人は、サイラムザの、アバスチンと「効果も副作用も同じ」データをみて、「患者の選択肢が広がって、めでたい」とコメントしたそうである。「選択肢」という日本語を根本的に誤解している。

というわけで、私は、自分の勤める病院の化学療法委員会というところで、「効果同じ、副作用同じで、値段だけ高い、という場合、使用を認めない」という提案をし、全会一致で可決された。具体的にはサイラムザは、胃癌に対しての使用は認める（胃癌ではアバスチンは承認されていない）が、大腸癌では使ってはならない、ということである。

ただし、反対意見はなかったものの、後で「当院が、新しい治療に消極的だという印象を外に与えないで欲しい」と言ってくる同僚もいた。いかに「新しいものは（それだけで）いいものだ」という迷信が医者にも、もしくは患者にもはびこっているかが窺える。

以上の話をまとめると、バッハ先生やザルツ先生が、そして端の端では私自身が、苦労して戦っている相手は、個々の薬価ではなくて、「新しいものは善きもの：善玉」「制限することは悪しきもの：悪玉」という、なんの根拠もない単なる思い込みである。そしてこれが実は、人の行動を非常に大きく左右するのである。なのでここで「思い込み」について考察しておくことにする。

思い込みの効用と副作用

科学と「思い込み」とは無縁であるように感じられるかもしれないが、少なくとも医療では全くそんなことはない。プラセボ（偽薬）効果、という言葉をお聞きになった方は多いだろう。「これは薬だ」と思って飲むと、全く効くはずのないただの水でも、相当の「効果」を挙げることがある。逆に、薬だと思って飲んだために「副作用」が出ることもあり、これを「ノセボ効果」という。よって、薬の効果を検証するためには、「思い込み」の寄与する部分を除くため、その薬と見分けがつかないプラセボと比べてみないと、本当のところは分からない。

このプラセボ効果はどうして生じるのか、については実のところ分かっていないらしい（Kaptchuk TJ, Miller FG. New Engl J Med 2015 ; 373 : 8）。実験室で、健常人ボランティアを対象にやってみても、プラセボ効果はほとんど出ないそうである。そしてもちろん、プラセボ効果には限界があり、たとえば痛み等の症状を軽減させることは時として劇的な効果を挙げるが、腫瘍そのものを縮小させたりすることは、まずできない。

余談だが、現代の癌医療を否定する近藤誠先生が「週刊文春」で、「自分は何も、比較試験のデータがないと医療行為を正当化するエビデンス（証拠・根拠）にならない、などとは言っていない。モルヒネはたった数例（の癌患者）に鎮痛効果が見られただけでも、立派なエビデンスである」とおっしゃっていたのを読んだことがある。ここまでを読んでこられた読者にはすぐお分かりのように、これは残念ながら明らかな誤りである。

ちょっと野暮ったいが解説を加えると、「痛み」などの主観に左右される症状はもっともプラセボ効果の影響を受けやすいので、これを評価する際には、モルヒネならモルヒネと区別がつかないプラセボを用意し、飲む患者にも、また投与する医者の側にも、それがどちらかを知らせない（二重盲検）ようにして比較する、という方法が必要である。この場合、医者の側に知らせるだけでも、「なんとなく」の態度から患者さんは察してしまい、実際には効かない薬でもプラセボ効果を発揮してしまうのはよく知られたことなのである。むろん、癌の痛みのごとく強烈なものが、プラセボで完全にかつ長期間に抑えられるようなことは少ないが、「暗示にかかりやすい人」で表されるような個人差も大きく、相当の「効果」が出てしまうことはある。それをきちんと解析するためにはこういう二重盲検の「比較試験」が必須で、「飲ませて、痛くなくなったから、エビデンス」というわけにはいかない。

こういう、主観に左右される不確かな評価項目のことを「ソフトなエンドポイント」というが、近藤大先生でもご理解が十分ではないような専門的な事項の詳細に立ち入るのはやめておこう。ただおそらく、これに関してはさすがに、近藤先生は口が滑ったのだと思う。それについて、「抗癌剤は悪玉、モルヒネは善玉」という、「思い込み」が先生の目の曇りになっていなかったら幸いである。

薬は高価なほうが効くか

話を戻すと、もとが「思い込み」であるから、プラセボ効果は、その「信じられ具合」によって出方が異なる。最近こういう報告があった（Espay AJ, et al. Neurology 2015；84：794）。シンシナティ大学で、パーキンソン病の患者に対し、「2種類の薬剤を試す」という試験が行われた。患者には、一つは100ドルする薬、もう一つは1500ドルする薬、と伝え、実際には両方とも生理食塩水つまりプラセボの注射が行われた。結果、患者の運動機能は双方の薬で改善した（だからこれも「ソフトなエンドポイント」になる）が、「高い薬」の方がはるかに効果が大きかったという。しかも脳の働きをみるMRIにおいても「安い薬」と「高い薬」の投与後で差があったそうだ。

この実験は、「患者を騙して」行ったものであるので、批判の声が多い。実際、研究者はデータをとった後に患者さん達に平謝りに謝ったのだが、患者の反応は芳しくなかったそうで、そりゃあそうだろうな。それはそれとして、結果は、まことにごもっともである。考えてみれば、「値段が高いものはいいものだ」というのは、上記の、「新しい薬は、いいものだ」という理屈と同じで、なんの根拠もない思い込みなのだが、ここでは値段の「有難味」が、実際に患者に対する「効果」に差を生じさせている。

だがしかし、桂米朝師匠はとっくの昔に、「お医者さんの言わはることは信用しないと効き目は出ない」し、「だから医者はちいっと患者を脅かすくらいでないとあきまへんな」と喝破されていた。シンシナティ大学の先生達も師匠の落語を聞いていれば、問題の多い試験をしなくても良かっただろうに。

サプリメントの害

思い込みも、「信じて飲めば薬はよく効く」という程度ならめでたい限りだが、度を過ぎると碌なことにはならない。例えば、世の中には栄養補助食品とかビタミンやミネラルの類の「サプリメント」が溢れている。新聞を開いても雑誌を見ても、その手の広告はすぐに目につく。いろんな効能が謳ってあるが、主観でどうにでもなるような「ソフトなエンドポイント」の羅列であって、信頼性には乏しい。「個人の感想です」なんて小さい字で断り書きがしてあるのはご愛嬌である。

　そしてこういうサプリメントは、みな無条件で「善玉」だという前提で記事や広告が書かれているが、そんなことがあるはずがない。すでに1983年に、7人の成人がビタミンB6の過剰内服によって感覚神経がやられた、という報告がされ、ビタミン剤の摂り過ぎに対して警告が発せられている（Schaumburg H, et al. New Engl J Med 1983; 309: 445）。ついでながらこの報告者のシャウムバーグ先生は私が1985年にニューヨークに学生実習に行ったときの指導教官で、大変お世話になった。もっと最近の報告によると、アメリカで年間推定2万3000人の患者がサプリメントによる有害事象のために救急搬送されているそうである（Geller AI, et al. New Engl J Med 2015; 373: 1531）。

　以前にも書いたことがあるが、だいたいこの世に、「多ければ多いほど良い」なんてものがそうそうあるわけがない。だから、極論すると、「体に良い食べ物」なんて代物は存在しないのであって、そういうことを喧伝する本やテレビ番組は、まず眉唾である。もちろん、「不足してはマズいもの」は食べ物でもなんでも、あるに決まっている。ただしそれを「〇〇は××に効く」式のキャッチフレーズにつなげるのは論理的に無理がある。その飛躍を埋めようとするから、ヤラセが横行するのである。

こんなことはごく当たり前のようであるが、人間は物事の複雑な二面性を評価することは苦手のようで、どうしても「善玉」「悪玉」のレッテルに飛びつきがちである。だいぶ以前に、NHKの健康番組に呼ばれたことがあるが、事前の打ち合わせで「癌にならないための食事」を聞かれて言葉に窮した。「まあ和食だと胃癌が多いし、洋食は大腸癌が増えますし」と言うと、「やはりバランスよく食べることですかね」と念を押された。「そうしたら、バランスよく癌になるんじゃないですか」と答えたところ、向こうも困ったらしく、「この話はなかったことにしましょう」。以後、絶えて久しくNHKからお呼びはかからない。

ついでに言うと、「悪玉」同士が争うのは構わないが、「善玉」はすべて正義の名の下に仲間でないといけない、という不文律もあるようだ。だから「エイリアンvsプレデター」は殺し合いをやるのだが、「ウルトラマンvs仮面ライダー」では両者は協力して悪と戦っている。

「悪代官」の幻想

さて、以前、「新潮45」で佐伯啓思先生が、「民主主義を守れ」と叫ぶ学生集団「シールズ」などに対し、もうちょっと勉強しろと苦言を呈しておられた。デモクラシーはギリシャの昔から大衆迎合とデマゴーグを生み出す不安定な「劇場型政治」であり、今日まで続くポピュリズムはデモクラシーの逸脱形態ではなく、その本質そのものなのである。そしてその不安定さを補い、民衆を動かすために重要な役割を担うのが戦争であるのだと。

佐伯先生は、最低限、そういうデモクラシーの歴史と限界を弁えた上で、それを擁護もしくは反対するようにと呼びかけておられるが、私はたぶん無理だと思う。民主主義と憲法が絶対の「善玉」だと思い込んでいる者に、「考えろ」と言っても無駄ではなかろうか。佐伯先生のご指摘の如く、そもそも「民主主義」と「護憲・反戦」はセットではなく、むしろ相反する側面があるに違いないが、ウルトラマンと仮面ライダーの如く、「善玉」同士にはそういう齟齬があってはいけないのである。それは幕末の志士が掲げた「尊王攘夷」に似ている。「尊王」と「攘夷」は全く別個の話なのに、なぜか不可分の一体スローガンと化していた。

自分の信じることに理論的根拠がなくても、いや、根拠がなければなおさらのこと、その「思い込み」を訂正することは難しい。地動説に抵抗した人達は、自分で天体の動きを観測し、天動説に基づく「理論的数値」では実測値に合わないことを計算できれば、宗旨替えも可能だったであろう。私の想像だが、佐伯先生ご自身も、シールズの学生諸君が自分で勉強して考えを改めることができるとは思っておられず、ガリレオと同じ無力感を味わっておられるのではなかろうか。

その一方、ちょっと目端が利く連中は、この「善玉・悪玉不変の法則」とでも呼ぶべきものを、自分の都合のいいように利用するのである。その際、ゼロからのし上がるには、善玉すなわち「錦の御旗」を掲げるよりも、誰もが納得する悪玉（ヒール）を作る方がやりやすいようである。これは「悪代官モデル」とでも呼ぶべきもので、ヒールを敵視することを前面に出すと賛成してくれる勢力が出来あがる。

端的な例は、役人もしくは公務員を敵に仕立てた大阪維新の会で、これは古典的な「悪代官モデル」といえる。副作用が辛くみんなが嫌う抗癌剤を攻撃する近藤理論もこの範疇に入る。公務員もいなければ困るし、抗癌剤だって長所も短所もあるのだが、そういうのは一切無視で「不倶戴天」にしてしまうと、非常に分かりやすい。

もっと言えば、アメリカ大統領選挙で、何にもまともな政策を出していなくて「なんであんなのが」と思われながらも快進撃を続けたトランプ候補は、移民とかイスラム教徒とかワシントンの既存政治家とか、とにかくいろんなところに敵を作りまくって、それをこき下ろして拍手喝采である。そして、何の売り物もない民進党は、安倍首相を「絶対のヒール」にして反対派を糾合しようとしているようだが、こちらはうまくいくかどうか分からない。

このような「悪代官モデル」は非常に理解しやすく、そのために、高額医療の問題についても、「儲け過ぎのメーカーが元凶だ、役人や医者とつるんで悪事を働いているに違いない」という説が出て来るのだが、これが見当外れであるのはすでに述べた通りである。どこかに悪者がいるに違いない、それはそこにいるそいつだ、と信じることができれば非常に気がラクになるのであるが、そんなのは願望に基づく幻想に過ぎない。

話が横道に逸れ過ぎた。ニューヨークのバッハ先生とザルツ先生らは、「新しいものは善玉」という医者の思い込みを打ち破り、客観的に薬剤の価値を見極めようとしている。そして、先生達の最大の障害は、「医療においては、コスト云々は度外視すべきである」という、アメリカ医学界の伝統である。いまだにアメリカでは、新薬の承認の際に、費用対効果は考慮されていない。というより、驚くべきことに、「考慮してはならない」という決まりができている（Pearson SD. J Clin Oncol 2012; 34: 4275）。

これは単なる「思い込み」を超えて、「命の価値は無限であり、コストの概念に馴染まない」という、科学的ではないにせよ倫理的には十分な説得力をもつ「根拠」に基づいている。よって話はずっと厄介である。これに異を唱えるのは「非人道的」というレッテルを貼られかねないので、政治家を含め誰もが尻込みしている。

バッハ先生達は、ニューヨークタイムズに、こう書かれていた。「もし他の誰も動かないのなら、我々医療者が行動すべきである。我々の医療システムおよび癌医療の未来は、限りある資源をいかに賢明に使うかにかかっている」。前述のザルトラップの問題などは、全体からみるとわずかなものかもしれないがそれでも正しい方向への第一歩なのだと。

一方、本邦では、肺癌学会重鎮の、こういうコメントが伝わっている。「医療経済は大事だが、現場の問題ではない。眼前の患者にベストを尽くすのが、自分の仕事である」。

命は大事だ。金は二の次。医者は患者の診療に集中せよ。そういう、疑問の余地のない「正義の言葉」によって、我々はどこに連れて行かれようとしているのだろうか？

カネとやる気は比例しない

さて、人間は「正しい」と理屈では「知っている」ことでも、なかなか行動に移すことは難しい。そういう時、目先の利益と連動させることにより、つまりは「ニンジンをぶら下げて」行動につなげるという手法がとられることがある。これを行動経済学とかいうそうで、医療では患者に対して禁煙や節制を促したりするのがこれに該当する。ボストンのクーラー先生たちが、それを医者側の動機付けに応用する方法を説いている(Khullar D, et al. New Engl J Med 2015; 372: 2281-3)。

全部をご紹介するスペースはないがいろいろ面白いことが書いてある。コスト削減のためにジェネリック薬剤を使わせるには、電子カルテの初期設定（デフォルト）をジェネリックにしておけばいい、なんてのは、まあそうだろうなという気がするが、人間は「ご褒美」をもらうよりも「ペナルティ」を避ける方が心理的に強く働く、というのはちょっと感心した。だから医者に病院の利益につながるような行動をさせるためには、「そうしたらご褒美」よりも、あらかじめその報酬を与えておいて、「そうしなかったらさっぴく」方が有効なのだそうだ。

それから、何もないところに100ドルもらう方が、もともと1000ドルもらうところに1100ドルもらうよりも遥かに有難く感じる、という話も書いてある。そして、私が唸ったのは、「100ドルを10回受け取る方が、1000ドルを一度に受け取るより嬉しい」という件である。これは、「加害行為は、一気にやってしまわなくてはいけない。……これに引きかえ、恩恵は、よりよく人に味わってもらうように、小出しにやらなくてはいけない」というマキアヴェッリの教えそのままである（池田廉訳『君主論』中公文庫）。

ただし、人間の思考と行動は一筋縄ではいかないのであって、そういう「ニンジン作戦」が裏目に出ることもあるらしい。個人的なもしくは社会的な理由で自分から進んで「これをやろう」と思っている人に対して、その行動に対する報酬を出したりすると、かえって結果が悪くなる、ということが知られていて、これをモチベーションのクラウディングアウト（crowd-out）と呼ぶのだそうだ。

つまり、自分が好きでやっているとか「これは大事だ」と思ってやろうとしている仕事が「報酬の対象」になってしまうと、まるで自分が金のためにそれをやっているような感じになって「白けて」しまい、やる気が削がれる、ということらしい。これには心理学的なデータの裏付けもあるそうだが、おそらくどなたも、自分のことに置き換えて考えれば思い当たる節があるのではなかろうか。例として、固定的な賃金体系よりも成果報酬型の方が努力水準が落ちて効率性が悪くなる、ということがあるらしい。

金が無いという大問題

してみると、どうも、世の中の行動原理は「金」と「金以外のもの」に分けられるらしい。そして後者には、様々な個人的要素が絡んでおり、「金」のように一般性をもって人を動かす「便利なもの」は存在しないようだ。だから個々の状況に応じてやっていかざるを得ない。そこのところを面倒くさがって、ある特定の状況でのみ「一般解」もしくは「万能薬」として使える「金」という手段を、世の中のすべての場面で解決策に用いようとすると、逆効果になるのである。

人が、「金を欲しがる、金で動く」一方で「金を蔑む」というのは、この行動原理の二面性がごちゃごちゃになっているからではないか。そして、一部の金持ちが嫌われるのもまた、二つの状況を混同していることに起因すると考えられる。「金が使えない時にも金で済ませようとする」判断の誤りは、広い意味では「空気が読めない」ことでもあり、言わばナントカの一つ覚えの一種といえよう。ホリエモンの絶頂期に、人々が「金の力」を羨みながらも彼を毛嫌いした、というのはその端的な例である。

推測するに、世渡り上手と言える人は、さまざまな人生の難問をこう解決していくのではなかろうか。まずはそれが金でどうにかなるような「一般解」を持つかどうかを見極める。そして、イエスならそちらに進んで解決を図る。ノーであるならさしあたって「何にでも使える」便利な特効薬はないのだから、手間暇をかけてでも個別の策を検討して行くのである。

ただしこれを逆からみると、「金で解決すべき」一般解を持つ問題を前にして、肝腎の「金がない」と、どうにもこうにも身動きがとれないことになる。これを「個別化した、複雑な問題」として考えようとしても、大概のところうまくいかない。むろん、「金で解決できる」問題は、「金でしか解決できない」とは限らない。理屈ではそうだが、一般解を捨てて特殊解を考えると非常な難問になる。果して満足できる答が見つかるかどうかも分からない。

国家を破滅させるほどのものになりつつある癌治療のコストについて、肺癌学会シンポジウムで取り上げて以来、いくつかのメディアが私のところに取材に来た。ことの深刻さを理解すると、みな一様に絶句する。そしてその後でなんとか解決策を、と模索して口にするのが「この問題は非常に複雑であるので難しいと思いますが……」という常套句である。ここで私はそうは思わない、と答える。怪訝な顔をする相手に向かって、私はこう続ける。この問題は、非常に単純で、畢竟「金がない」ということなのです。だからこそ、絶望的に困難なのです。

いかに理屈をこねようと、知恵を絞ろうと、カネがないことだけはどうしようもない。うろ覚えで恐縮だが、元禄の昔、井原西鶴が『日本永代蔵』でそういう趣旨のことを書いていたそうで、以来何百年、「こちら側の問題」には、誰の目にも明らかなその一般解以外に良い方法は見つかっていない。「金がねえのは首がないのに劣る、というが、全くだ」と、落語「死神」の主人公は嘆く。本当に、全くだな。

5　医療の目標は何なのか

理想郷の不幸

かつて私は、こういうことを書いた覚えがある。

共産主義の理想形（究極の姿）では、各人が「能力に応じて働き、欲望に応じて取る」のだそうだ。そういう社会は生産性が非常に高いので、みながそれなりに働いていれば、全員の欲求を満たすだけのものが出てくるという意味らしい。もちろん、そんな社会はなかったし、今や理想としても存在しない。現実に広がるのは、一定の余裕しかなく、必要分の確保のためには誰かを犠牲にせざるを得ない、『楢山節考』の世界である。

ところが、最近読んだ復刻版『「常識」の研究』（山本七平、文春文庫）で、「そんな社会」がある（この本は1980年代に書かれているので、今でも「ある」のかどうかは知らないが）、というのを見つけた。イスラエルのキブツがそうだったという。キブツとは、私有財産のない共同体だが、人々の労働による富の蓄積によって、共産主義が達成できなかった「能力に応じて働き、必要（もしくは欲望）に応じて支給される社会」を実現したのだそうだ。

「本家」である共産国の秘密主義と違い、ここでは隠し立てしていないから、旧社会党などがコロッと騙された「地上の楽園北朝鮮」のような空中楼閣ではなく、「本物」の姿が明らかである。そこでは「ゆりかごから墓場まで」がすべて保証されている。労働は能力に応じてなされ、老人や虚弱者では軽減されている。支給は平等、組織の運営は民主的に行われる。絵に描いたような共産主義共同体で、旧ソ連や中国のような、共産党貴族が恐怖支配を行う口先だけの「共同体」とはわけが違う。

ところが、こういう「すべてが保証され、失業も生活不安も老後の心配もない」ところで、人々はどうなるか。若い人達は外に出てしまい、キブツの人口は減少傾向にあるのだという。そして、外部から訪ねた人の多くはそれを聞いて、「そうだろうな」という顔をしていた、と記してある。

つまりは、「完成した理想郷」で、先が見通せる社会では、いかにそこにあるのが「幸福」であり「快適」なのだとしても、「何かが足りない」ため人間の精神を充足し切れないのである。オルダス・ハックスリーの『すばらしい新世界』（講談社文庫）では、同じように社会の安定と人々の「幸福」を達成した未来世界が舞台であるが、それは理想郷ではなく、人間が尊厳を失ったディストピアとして描かれている。そこでは人々が「幸福」に疑問を持たぬよう、生まれたときから系統的な洗脳が行われ、また一種の麻薬漬けのような状態で管理されている。

これは物質的な充足に関する話に限らない。精神的な「満足」ですら、得られたその先には荒廃が待っている、というのはエーリッヒ・フロムの『自由からの逃走』に書かれている通りである。中世的な抑圧から「解放」され、具体的には第一次世界大戦後のドイツでワイマール共和政下の自由が与えられた大衆は、その自由を自ら擲ち、「進んで」依存と従属を求めてナチズムの支配下に入った。

つまり、誰もが羨むような、そして、民衆も政治家もがまさにそういう社会の実現に向って努力しているはずの、「幸福な理想社会」は、強制力をもってしてでもなければ、人々をそこに繋ぎ止めることができない、という非常に皮肉な状態に陥るらしい。どうしてか、についてここで考えてみることにする。

一言で片付けてしまえば、目標は達成した途端に失われるから、ということになろうか。そしてその「目標」は、達成されそうにもない「大それた望み」であればあるほど、

「できちゃった」時の喪失感が大きい。芥川龍之介の「芋粥」の主人公である貧乏侍は、芋粥を飽くまで食べたいという願いを地方の豪族にあっさり叶えられ、虚脱状態に陥ってしまった。必死の努力で大学に合格した受験生は、入った途端にすべきことを見失い、極端な奴はオウムに入信する。まして究極の理想社会が実現してしまったら、人々は次に何を目標にしたらよいのか分からなくなってしまう。

しかし何も目指すものがないのは、「何ら不足はない」こととイコールのはずである。だったらめでたくできあがった理想状況に安住して「幸せに」暮らしていけば良さそうなものだが、そうはいかないのが人間の性質なのだろう。我々は、「まだ達成できていない」目標に向って進む、という、そのプロセス自体に価値を見いだすのである。

そうでなければ、キブツの住人までいかなくても、現代人の「不幸」は説明がつかない。

上を向いて歩きたい

「坂の上の雲」を目指していた明治の昔はもとより、高度成長期の昭和時代だって、今よりもよほど生活水準は低く、また治安も悪かった。今の私はウォシュレットになれてしまい、海外に出るのも億劫であるが、鳥取県の故郷で暮らしていた昭和40年代の、汲取式のトイレとバキュームカーの臭いを覚えている。交通事故による死者は、最近は年間4000人台であるが、昭和45年には1万6000人を超えていた。客観的に見ればどちらが「幸福な時代」かは明らかであろう。

だがしかし、人々が口にするのは「あの時代には夢があった」ということである。してみると、そうなればいいなあと考えることの方が、実際に「そうなる」よりも、また、あんなものがあればいいなあと夢見ることの方が、ここに「そのもの」を手にするよりも、「幸せ」なのだろうか。

そこまでひねくれた考えをしなくてもいいかも知れない。人が尊重するのは、そして現代に欠けているものは、「これからこういうことができる、ああいうものが手に入る」という、「右肩上がり」である時代の雰囲気だと思われる。戦争やテロなどの不安要素は別として、現代を「不幸」にするのは、これからは「ジリ貧」であるという暗い見通しであろう。その「予感」は、たぶん正しい。生産人口が急速に減り、高齢者が加速度的に増加する社会が、「上向き」になるはずがないからである。

現実的には、これからの日本は、「いかにしてうまく衰えていくか」を模索しなければばいけないのだろう。それにはモデルがないわけではない。第二次世界大戦後の英国が、超大国の地位から滑り落ちた後、紆余曲折を経ながらもなんとか「老成した先進国」として幅を利かせている（ようにみえる）のはその一例である。それよりなにより、個人のレベルで、「いい年の取り方をした」と思える人と、「悲惨な老後」を迎えている年寄りとの相違は、傍目にもいやになるほど明らかである。

その差をもたらす要素の第一はカネであろうが、それについては何度も論じたので、ここでは措くことにする。人間にとって「目標」が不可欠なのだとすると、いかにうまくそれを設定するか、ということが課題になる。

今年になって、アメリカを中心とした研究チームが、アインシュタイン物理学の最後の問題とされる「重力波」の観測に成功した、と発表した。素人目には「最後の問題」を解決してしまったら、後はやることがなくて困るのではないかと思ってしまうが、そういうのは余計なお世話だろうからここでは口を出さない。きっと、物理学の先生方は、これからも適切な「目標」を立てていかれることだろう。我々が心配するには及ばない。

そのカネがあるのか？

それよりも自分たちのことである。これからの医療には、もちろんなすべきことが山積している。画期的な癌の免疫療法剤オプジーボができたとはいえ、肺癌に対しては実際の臨床現場での「実感できる」有効率は1～2割程度のようである。条件の良い治験患者のデータでも2～3割と報告されているので、いずれにしても効かない患者の方が多く、これから「まだまだやることはある」。

しかし果して、我々はそれを実際的な目標に定められるだろうか、というのが私の偽らざる疑問である。理由はもちろん、すでに国家を危うくするほどのコストである。2014年5月のフォーブス誌には、免疫療法等の「癌治療の進歩」を特集した記事に、こういうタイトルがついていた。「Sure, We'll (Eventually) Beat Cancer. But Can We Afford To?（我々は結局、癌をやっつけるだろう。しかしそのカネがあるのか？）」。

間違いなく、医療の他の分野、たとえば老化の研究などでも事情は同じである。再生医療の手法などを用いて「老衰」や「認知症」の治療法ができるかも知れないが、莫大なコストがかかるのは間違いない。前述のように薬の開発費はだいたい、9年で倍増のペースだそうであるから、今後とも問題は大きくなる一方である。そもそも、病気をやっつけ、老衰を克服して、90歳の寿命を120歳にしたとしよう。その30年で、人間は何をするのだろうか？　少なくなる生産人口は、溢れんばかりの「100代、110代」の老人をいかにして支えるのか？

そう考えていくと、我々にはもはや、前方の高いところに「目標」を掲げることはできそうにない。やれることは、いかにして持続可能な「現状維持」をするか、であって、場合によっては少しずつ後退することも許容しなければならない。何度かご紹介したが、私がオプジーボの治療で同志と一緒に検討しているのは「無効例はいかにして早期に見切って諦めるか、有効例はいかにして投与回数を減らすか」という研究であって、まことにケチくさく、貧乏たらしい。最大の懸念事項は、いままでイケイケで研究していた医者たちが、こんな後ろ向きの「目標」設定に耐えられるかどうかである。

だがしかし、ちょっと気取った言い方をすれば、「地球の限界」が誰の目にも明らかとなった今、「目標の切替」はどのみち不可避ではないか。無限の略奪（それは原住民からの、という要素より、環境からの、と考えた方がよい）を「目標」とできたフロンティア時代はとっくに終わっている。

他の分野はさておき、医療は「目標」をどう変更すればいいかというと、実のところそんなに難しくない。というより私が考える限り、他にやりようもない。全体的な観点からするとカネの問題も含めての「持続可能性」が第一であるが、ここでは「眼前のこの患者」に、何をするかを考察する。

延命の意味

個別の患者に対する「医療」は何を目指すのか。高齢者を例に取ればわかりやすいが、90歳を120歳にしようとするのではなく、いかにして90歳の日常生活活動度（ADL：activities of daily living）を保つか、ということであろう。つまり、高齢者の肺癌を手術して寝たきりで長生きさせたり、また何千万円の薬を使って貧乏暮らしでの延命を図ったりせず、寿命については天命と諦めてもらって、それが尽きるまでの間は「動ける、ボケない」ことを第一とする。

当たり前だ、と思われるかもしれないが、実はそうではない。80歳になろうと90歳になろうと、いざそういう場になると、本人も家族も「何とか命だけは」という話になりやすい。特に、それまで疎遠だった身内や親戚がやってきて、「出来る限りのことをしろ」と嗾《けしか》けることが多い。結果、高度救命センターは老人患者の割合が急増し、「命だけは助かった」老人で溢れかえり、少壮の患者は弾き出されつつある、という話はすでにご紹介した。「老人も若い人も、命はみな平等だ」という建前のもと、救急医療は崩壊が目に見えているのに、誰もが目を背けているのは「呆れ果てるというより、笑っちゃうよな」というのがある救急専門医の言だそうだ。

皮肉な言い方だが、その時に、「みんな、寿命よりADLやコストを優先されますよ」というなんとなくのコンセンサスができていれば、話はスムーズに運ぶ。日本人はとくに、「みんなそうしている」ということに弱いのである。というよりも、ふつうに冷静に考えれば、これも前述のように高度救急医療は「非人道的」の極みであり、自分の親が、もしくは自分が年寄りになった時、受けたい受けさせたいような代物ではない。「命は大事」の建前があるがゆえに受けなければいけないとしたら、残酷に過ぎる。憑物を落として考えれば、「寿命よりADLやコストを優先」は、拍子抜けするくらい当たり前の話のはずである。

一方、多くの医者もまた、相手が高齢患者でもいわゆる「延命」を優先してきた。その大きな理由は、命の長さは「測りやすい」からである。すぐ測れるから優劣を比較できる。研究もしやすい。データを出しやすい。従来から、生活の質（QOL：quality of life）は重要だと指摘されていたが、これは「質」であるから測って数字に表すことはきわめて困難である。ADLはQOLに比べればまだ数値化しやすいが、それでもめんどくさいには違いない。

合意形成の必要性

だがこれにしたって、大事なのはこっちだ、という合意が得られれば、不承不承にでもみなそちらに向うであろう。実際には「命を延ばす」という大目標を諦めた、（従来の考え方からすると）「後ろ向き」のことでも、なんとなく明るく見えてくる……のではないかなと期待している。ただし、白状すると、こういう意識改革は、気が滅入るほど難しい。

困難である理由の一つは、癌を克服するとか再生医療を実現するとかいう「大目標」がまだ健在で、実際にそれに向って日々長足の進歩が達成され、喧伝されていることがある。その「朗報」の傍ら、コストを計算したり節約法を検討したりする「みみっちい」努力が、ウケるはずがない。オリンピックで金メダルが取れそうと沸いている一方で、競技団体は赤字で来年の遠征予算を縮小しないといけない、なんて言っているようなものである。誰だってそんな役回りをしたくはないし、考えたくもない。

チンギス・ハンの宰相、耶律楚材《やりつそざい》は「一利を興すは一害を除くに如かず、一事を生むは一事を省くに如かず」と戒めたという。無限のフロンティアを開拓していたモンゴル帝国において、こういう考えをもっていたのは驚異としか言いようがない。そして膨張帝国のトップにあって、正反対の政治哲学をもつ部下を重用したチンギス・ハンもさすがである。現代民主国家の「主権者」である国民に、そういう見識がもてるだろうか。

繰り返すが、人間には目標が必要である。マラソンランナーは、ゴールがあるから、気持ちを切らさず走れるのである。ゴールが見えなかったら、さしあたりそこの電柱まで、あの角までと思って行く。そして完走したら、すぐ次の「目標」を口にする。目標がないと、やっていけない。いかに幸福であろうと、満ち足りていようと、「今よりも上」に目指すものがなければ、その精神は荒廃する。

唐突だがそう考えていくと、人工知能（ＡＩ）が支配する未来社会は、どう考えてもバラ色にはならないように、私には思われる。仕事が奪われてみんな失業し路頭に迷う、というような悲観論を考えているのではない。楽観論者は、こう説く。ＡＩが嫌なことはみんな引き受けてくれて、人間は苦役から解放されて自分たちの好きなことに集中できる。しかし果たしてそれが「理想郷」になるのか。今までの論考からして甚だ疑問に思うのは、私だけではないだろう。

その「理想的な」未来社会で人々は、強制力で縛られるのではないとしたら、何を「目指して」生きていくのか。「外から」、つまりお上から各人にそれぞれの「目標」が与えられる、という究極の管理社会になるしかない、と私は想像する。その「お上」は、AIそれ自体かも知れない。

なんにせよ、現代の不幸は、フロンティアの喪失とか人口の高齢化とか地球環境の有限性など、「限界」が明らかになっているのに、「分に応じた」目標の切替ができずにいることだろう。近代以降、解放された欲望は進歩の源であった。そしてそれは破滅に向う原動力にもなる。

どうも理想の桃源郷に安住できるのは、仙人だけのようである。悲観的に考えると、我々はその先に断崖絶壁が待ち構えているのを半ば分かっていて、それを承知で走り続けるレミングの群れなのかも知れない。

6　あなたはどう思うのか、言ってくれ

不正な論文

こういう話をしていると、よくこんな風にコメントされる。

「危機的な状況であるということは理解できるが、命がかかわる問題なのだから、慎重な議論を進めなくてはならない」

もしくはこう忠告してくれる人もいる。

「私には言っていることはわかるのだが、ことがことだけに、誤解を招かないようにした方がいいよ」

ごく常識的な意見である。同じような感想を持った方もおられることだろう。

本章の締めくくりにあたり、この「誤解を招かないような」「慎重な議論」について考えてみることにする。

話は本筋から飛ぶが、私は現在、ある医学雑誌の編集業務をやっている。一般にはお

馴染みは薄いと思われるので、これについて少々長くなるが解説を加えておく。

我々は、現在ここにいる患者さんの診療にあたると同時に、将来の患者さんのために、自分が得た新たな知識を広く世間に知らしめることをやる。端的な例は、自分が経験した珍しい症例を、「こういう患者もいるのだ」と報告することであって、これにより他の医者も、次にそういう患者が自分のところにやってきた時に見落としをしなくて済むようになる。もしくはそういう症例の集積によって、新たな疾患が発見され、原因が解明され、治療法が開発されたりもする。

こういう「患者からのデータ」つまり臨床医学でなくても、生物学とか物理学とかいう基礎科学の分野で実験を行い、知識を生み出す「科学者」も多く存在する。研究結果の公表先が科学雑誌である。同じ「雑誌」と名前がついても、「新潮45」や「週刊新潮」などとは性格が全く異なる。

たとえば私が「新潮45」に何か書くのは、雑誌側から依頼されてである。校閲さんが内容に間違いはないかチェックしてくれるが、よほどのことがない限り掲載を拒否されることはない。しかし科学雑誌では、自発的に投稿された論文について、専門分野の査読者が、データや論理構成の正誤などを厳格に審査する。不十分もしくは不適切と判断されればその論文は掲載を拒否される。これはつまり、「お前は間違っている」もしくは「お前のデータには価値がない」と断定されたことになり、不名誉でもあるし、どころか、職業的科学者としては商売あがったりになる。

科学雑誌の代表格はネイチャーやサイエンスというようなもので、こういう「一流誌」に論文を複数出す科学者は、その研究結果に権威あるお墨付を得られることになり、出世につながる。だから欲に目が眩んで研究不正を行う連中も後を絶たない。

さて、私が編集業務をやっているのは癌に関係する臨床医学の英文誌だが、せいぜい二流の下くらいの格である。それでもインチキをしてまで論文を載せてもらおうという輩がうじゃうじゃいるので油断がならない。

その「不正」の中で、最もポピュラーなのは二重投稿という奴で、同じデータを別々の雑誌に論文として出そうとするのである。科学者の「業績」は論文の数でも評価され、同じデータを二つの論文にできれば2倍にカウントされる。データそのものを「捏造」するのとは違って「手軽」ということもあり、隙を衝いてこれをやる連中は多い。

科学論文の数は非常に多く、それを載せる雑誌も相当数あるので、「同じ内容」のものを見破るのはなかなか困難である。さらにややこしいことに、極めて似通ってはいるがよくよく読むと違った内容であって、科学的不正に当る「二重投稿」とはいえないものもある。疑わしいものは雑誌側から著者に照会するのだが、大抵猛然と反発してくる。不正な二重投稿と認定されれば、その論文がボツにされるだけではなく、下手をすると科学の世界から追放されるので、向こうも必死で「誤解である。濡衣である」と弁明する。不正には当たらないと判断した場合、雑誌側の我々は、「著者の主張は認めるが、かかる誤解を招くことがないように初めから二論文の相違点を明確にするのは著者側の責任である」という通知を出して幕を引く。

誤解の責任はどこにあるか

こういうケースでも、他の場合でも、「誤解」は、する方が悪いのか、される方が悪いのか、どう回避するのか。科学雑誌の場合は上記の如く、ふつうは著者側に「分からせる」責任があるというのがコンセンサスであるが、世の中一般ではそうとも限るまい。いずれにしても何かをした結果が「誤解される」のは、いかにも残念である。

よく、謝罪会見その他で、「誤解を招いて（招いたとしたら）申し訳ない」という決まり文句が出てくる。だがしかし、コトバに即して考えると、「誤解」とは、「誤って理解した」のであるから、「誤った（つまり、間違った）」方が悪いのではないか？

それを「間違われた方」が悪かったというからには、自分の真意を伝えられなかった、そういう拙い表現能力しかないことを「謝罪」していることになる。これはつまり、「私はバカでごめんなさい」ということであって、一つや二つの失言や事実誤認をするよりもはるかに重大なはずである。「たまたま間違った」のなら次は名誉挽回がありうる。しかし広沢虎造が言うように「バカは死ななきゃ治らない」のだから、そういう無能な人間は公式な立場からは退場すべきではないか。

実際には、個々の事例ごとに、「これは誤解をするのも無理はない」というのと、「これは誤解をする方がおかしい」というのがあるはずである。だったら、一定の割合で、「もう一度自分の発言内容をチェックしてみたが、あれをそんなふうに誤解する方が悪い。バカはそちらで、私はちっとも悪くない」と「釈明」する人間がいてしかるべきと思うが、なかなかそうはならない。みんな、さしあたりその場を収めるのを優先して、「私はバカでごめんなさい」と認めるのであるから、要するにケンカをする人間よりもバカの方が望ましいと思われていることになる。

必然の論理的帰結として世の中には無能な人間が溢れることになるが、実際にそうなっていると思う。「誤解」があるといけないので補足するが、私はそのこと自体を良いとか悪いとか言っているのではない。みんなが争うより、仲良くバカでいる方がよほどマシ、という考え方は十分に成り立つ。

だが私はひねくれているので、たまにあくまで「自分は悪くない」と主張する、もしくはなおも相手を説得しようとする人が出てくると、なんとなく肩をもちたくなる。そっちのほうが、遥かに知恵と労力を必要とするはずだからである。

曽野綾子先生の姿勢

２０１５年2月、曽野綾子先生は産経新聞に「南アフリカ共和国の実情を知って以来、居住区だけは分けて住む方がいいと思うようになった」と書き、「アパルトヘイトを許容するものだ」と囂々《ごうごう》たる非難にさらされた。曽野先生の書かれたものをきちんと読み、そのお話をまじめに聞けば、そんな「批判」が「誤解」であることは、私の如き愚鈍なものでもすぐ分かるが、ここでは内容を詳細に検討する紙数はない。

それよりもポイントはその後の対応であって、曽野先生はすぐに南アフリカ大使と連絡をとり、面会して真意を説明なさり、さらにはさまざまなメディアで継続して自説の主張を続けられた。その際、「誤解を招いて申し訳ない」という常套句を使って、ご自分の発言を撤回したりはされていない。南アフリカ大使とは、表現を巡って最後まで意見の相違点があったようだが、それはむしろ人間関係の中では当然のことであろう。

私は当時たまたまお二人と同じテレビ番組に出演していたが、曽野先生と南アフリカ大使が、見解の相違は相違として残しながら、親しくハグして友人関係を強めておられるのを目の当たりにして感銘を受けた。文明人とはこういう人達のことだろうと思ったのである。むろんこの場合、南アフリカ大使が、「言い方が悪い」「誤解を招くのは良くない」の一点張りで聞く耳もたない、という手合いではなかったことが最重要ポイントであるが、曽野先生の「適当に謝って、逃げてしまう」という方策をとらない姿勢は尊敬に値する。

さて私自身、ここまでつらつら述べて来たように、最近はなにかと物議を醸す、つまりは「誤解も招いている」ことを主張している。反発の声も当然頻繁に耳にする。なるべく謙虚に受け止めるように努めてはいるのだが、実際には、批判もしくは非難を受けて、「こいつは分かっていないな」とか、「どんな頭していたらこんなふうに間違って解釈できるのか」とか思うことの方が多い。わが編集者は「新潮45」の元編集長だが、同誌のコンセプトはもともと「世の中は、盲千人目明き千人」で、盲は放っておいて「目明き」を相手にしよう、というのだそうだ。これで開き直ってしまってもいいのだが、とは言いながら私も物書きの端くれである以上、いかにして「誤解」を避けるかということもちょっとは考えなければならない。その考察結果の一端をご披露する。

誤解の避け方

まずは、不必要に刺激的な言葉を使うと、相手方はそこで引っかかって全体の文脈を考えなくなってしまう、ということである。上記の曽野先生が受けた「誤解」にしても、「分ける」という言葉それ自体が問題視されたようである。南アフリカ大使との協議でも、曽野先生は「区別と差別の違い」を説明されたようだが、わきでお聞きしていて、英語でこれを説明して理解を受けるのは難しいだろうな、と考えていた。

大使としては、仮に自分が了解しても、国家を代表する立場上、そう簡単にＯＫはできないであろう。「分ける」という概念そのものがアパルトヘイトとイコールである、というイメージが南アフリカで定着していればいかんともし難いのである。

私にしても、高齢者の延命治療を制限すべきであるというような「暴論」を吐くにあたって、「ナチスにならないように」などという言葉をよく使ったが、どうも、「そうならないように」という文脈であっても、「ナチス」などという単語に引っかかってしまう人達はいるらしい。そうするとそこで「こいつの言うことを理解しよう」という努力は停止するようである。

この、一つの単語のために、直接関係のない全体がパーになる、ということは、考えてみれば馬鹿馬鹿しい限りだが、これが意外とよくあるらしい。私の知人は、親御さんの病気の際に医者から説明を受けたが、二つの薬の名前（実際には同じものの一般名と商品名）に引っかかり、以降の話が全く頭に入らなかったという。ああ、同じ薬のことか、と分かった時には話が終わっていたそうだ。だからこれは、「無理からぬこと」とも言える。

部分に囚われず、全体を見るべきだ。それはその通りなのであるが、非常に難しいことでもある。国会の「論戦」が言葉尻の捉え合いに終始しているのも、議員の頭の程度や聞いている有権者のレベルが低いと言えばそれまでだが、もしかしたらそれは「人間の限界」であるのかも知れない。だから「キャッチフレーズ」は非常に重要で、こき下ろされつつも「ワンフレーズ政治」のウケがいいのも、故なきことではない。

だとすると、私は自説を主張する際に、ナチスを批判したりするのが本論ではないのだから、「余計なこと」は言わない方がよい。なんて書きながら本稿でも別のところでまた「盲千人」なんて放送禁止用語を出して、新潮社を道連れにしているのだから、我ながら困ったものだ。

　次に、「できないこと」はやらない、もしくは深入りしない、ということである。専門領域のことについてなどは、どうしてもかなりの知識がないと理解できない。たとえばある疾患で、「生存期間中央値」が1年だとしよう。よくこれを「余命1年」と言ってしまう医者があるが、これは明らかに間違いである。半年で死ぬこともあれば、2年を楽にクリアできる患者もいる。では「集団」としては「1年」なのかというと、それも間違いである。この「1年」というのは「点推定値」と呼ばれるが、ドンピシャリその通り、ではない。「統計」である以上は、不確実性が存在し、通常は95%信頼区間、つまり、まあまあこの範囲内であろう、というのがその指標としてつく。これは精度が高いほど（サンプル数が多いほど）幅が狭いが、9ヶ月〜15ヶ月、という風に表現される。

　さて、仮にその疾患の予後に男女差があって、男は生存期間中央値9ヶ月、女性は18

ヶ月、とする。おのおのに「信頼区間」がつくが、当然、全体よりもサンプル数は少なくなるので、その幅は広がり、男だと中央値9ヶ月（95％信頼区間3ヶ月〜17ヶ月）というぐあいになる。男である私がこの疾患にかかったとして、参考にすべき数字は全体のものと、男のものと（不確実性の幅は広がっている）、いずれであるのか？

ここまで読んだ読者は相当に？？？となっているだろうと思うが、こういうのを伝えなければいけない方はもっと悩ましい。ところが、最近目にした論文に、「治療の利害について、不確実性をうまく伝える方法は存在しない」（Politi MC, et al. Med Decis Making 2007; 27: 681-95）とあって、ぶっ飛んでしまった。目から鱗とはこのことで、そういう「できない」努力をやればやるほど「誤解」は深まるばかりなのである。「伝え方の研究」はまた別にしなければならないが、現在「できない」ことは、やらずに他の方法を模索するしかない。

卑劣な記事

そして究極の「誤解を避ける方法」は、そもそも自分の見解を主張しない、ということである。２０１６年６月17日に、こういうニュースが毎日新聞で配信された。

麻生太郎財務相（75）は17日、北海道小樽市で開かれた自民党支部大会で講演し、「90になって老後が心配とか、訳の分からないことを言っている人がテレビに出ていたけど、『お前いつまで生きているつもりだ』と思いながら見ていました」と述べた。高齢者らの反発も予想される。

私がここで取り上げるのは「もっと金を使え」という文脈で「失言」した麻生さんではない。注目すべきは、書いた側の、「高齢者らの反発も予想される」というコメントで、こっちには「誤解」の起こりようがない。自分の見解を出しておらず、「高齢者らの反応」に丸投げしているからである。

世の中にこれほどの卑劣もないと思う。麻生さんの発言に反対なら（たぶんそうなのだろうが）、「たとえ世の中の年寄りが許そうとも、オレは許さない」と書くべきである。もしくは賛成で、「年寄りが反発しようとどうしようと自分は麻生さんを支持する」でもいい。そのどちらでもなく、自分には絶対に火の粉が降り掛からないように保障をつけておいて、安全な避難先から「高齢者」をダシにして「反発も予想される」なんて、言論もしくは報道としてクズである。これを「客観的」と言うのなら、その浅薄さは嗤うしかない。

ここまで書いてきた、私の「高額医療時代においては、次世代が優先、高齢者の延命治療はやめるべきだ」、という極論に対しては、当然反対論もあろう。その中でもまだ、「選挙のことを考えると、そんなことはとても言えない」という政治家の方々の反論は、私は理解できる。唾棄すべきは、「慎重な議論が必要だ」などという紋切型で済まそうとするメディアである。他人はともかく、お前はどう考えるのか。まずそれを言え。彼らは「誤解」などされない。そもそも「理解される」べきことを何も語っていないのだから、「誤解」のされようもない。

私の結論。「誤解を招かないように」という目的のために、テクニカルな方法論はいくつか留意する必要があるのだろうが、「誤解されない」ことそれ自体がゴールとなっては、何もならない。血を浴びる覚悟がない人間は、外科医になるべきではない。

第Ⅱ章　裏から眺める医療論

1　選択肢の多さは利益にならない

選択肢が多いことは良いことか

我々がある行動を採る。それが「正しかった」かどうかは、厳密には分からずじまいである。仮に悲惨な結果になったとしても、他の方法を採ったよりもマシだったかもしれないし、大成功の時でも、別のやり方なら大々成功だった可能性もあるからだ。

科学では、ランダム化比較試験という検証法があり、方法Aと方法Bを籤引きで決めて、結果としてどちらがより「成功」するかを検討する、というやり方がとられる。しかし、これは繰り返して行われる事象に対して「確率」をみるものであり、眼前の、しかも一発勝負の「決断」に対しては応用できない。

だいたい、物事には二面性があるので、理屈を言ったら、いかなる行動にも、また主張にも、それなりの正当性を与えることができる。その証拠に、討論の技術を磨くための教育ディベートでは、「どっちの意見につくか」が（参加者の個人的見解とは別に）予め決められる。

従って、身も蓋もなく言ってしまえば、我々の行動は、どうやったって「善いも悪いもない（分からない）」のであるが、そうは言ってもただ手を拱いて「何もしない」わけにはいかない。しからばどういう原理原則に基づいて我々は決断をし、行動に移すのか。第I章のテーマから一歩退いて、この一般論をしばらく考えてみることにする。

我々が自分の行動を決める際の最終ステップは、ほとんどが「選択」である。全くどうしていいか分からない状況で、ゼロから対処法をひねり出さねばならない時でも、大抵はその過程で複数のやり方つまり「選択肢」が出てきて、そのうちから「選ぶ」ことになる。本当に「これしかない」場合でも、それを「するかしないか」を「選んで」決めなければならない。「信任投票」などはその例である。

そういう、物事を決定するにあたって、人は「選択肢が多い」ことを歓迎しがちである。なんとなく可能性が広がった、もしくは豊かになった気分になる。その反対に、「選択肢が限られる」状況では、自分の「選ぶ権利」が制限されたように感じる。

正解の可能性が減る

選挙について考えてみよう。メディアは「多様な政策」が選択肢としてあることが理想であるかのように書く。出来る限りの「選択肢」を並べたうえで、新聞は「良く考えろ」「考え直せ」と読者に強要する。実際には、朝日毎日なら反自民に、読売産経なら自民に入れろ、と書きたいところをぐっと抑えているのはご苦労様であるが、隠している本音が正反対なのに、口に出すことはなぜか同じである。たとえ揃いも揃ってクズのように見えても、また実際にみなクズだったとしても、それでも少しでもマシになるように、「考え直せ」。左右を問わず大合唱されるこの「原則」自体には、全く異論が出ない。

しかし、私はその原則が間違っていることを、経験的に知っている。どこで知ったかというと、受験勉強を通してであって、おそらく読者諸賢も同じことを「知っている」

はずである。

試験問題には「選択肢」が与えられる。そのうち、正解はただ一つであり、残りは間違いである。もし、「どれを選んでもそれなりに正解」というような状況なのであれば、試験だったら成立しないし、実社会ならば、そもそも選択する必要がない。よって選択肢が多いと必然的に、受験生は困る。「正解の可能性」が減るだけなのである。そして、正解を知っている受験生にとっても、他の「間違った」選択肢は、邪魔で迷惑なだけである。どこをどう押しても、「選択肢が広がって嬉しい」なんてことはありえない。

試験の時、意外に時間が余ることがある。そうするともう一度見直しをする。そうして「考え直す」と、初めにチェックした答が違っていて、他の選択肢の方が正しいように思えてくる。このような経験はどなたにもおありだろう。よく考えればよく考えるほど、考え直せば考え直すほど、分からなくなる。最終的に、「考え直して」答を変更した時に限って、元の方が正解であったりする。そういう失敗も、読者にも必ずあるはずだ。

ものすごく当たり前のことだが、正解を出すには、正解を「知っている」のが一番である。選択肢問題で「考えなければ分からない」ということは、つまりは正解を「知らない」ということで、その場合には「よく考える」ことはムダである。その証拠に第一印象つまり直感の方が大抵「正解」で、「考え直す」と答を間違うではないか。

選挙の時に「よく考えて」「考え直して」投票する人間のことを浮動票という。それは、根本的に、「正解が分からない」人々なのだから、間違えて当然である。その動向で政治権力の行方を決定する民主主義は、ここに致命的な欠陥を内包している。みな、試験の時の苦い経験があるはずなのに、どうして誰もこれを指摘しないのか、私には不思議で仕方がない。

哲学者の適菜収は、選挙は候補者の「顔で選べ」と言っている。意図的な「暴論」なのだろうが、これはつまり第一印象でいけ、ということだから、私は「受験の原則」に照らすと意外にリーズナブルであるように思う。

セカンドオピニオンの空しさ

選挙のことはこのくらいにしておこう。本題は、我々はいかにして物事を決めるのか、「選ぶ」のかということである。有り体に言って、その際に選択肢が多いことは邪魔にしかならないから、最終決定までにいかに少数に絞り込むか、ということがまず重要になる。これが能率的にできずに、ただ「あれもこれも」抱えようとするのは、阿呆のやることである。

医療で、担当医以外の意見を聞こうという「セカンドオピニオン」は、その意味で基本的に愚かしい行動である。百歩譲って、セカンドオピニオンを聞いても、そこで「今の担当医と同意見」と言われたら、納得して引き下がらないといけない。そうでないとドツボにはまる。サードオピニオン、フォースオピニオンをどんどん求めよなどと嗾《けしか》ける戯言に乗せられてはならない。

癌について百人の医者に聞き回ったとしよう。医者が百人いれば、とんでもない悪党や狂人やバカが一人や二人はいる。それは弁護士百人でも議員百人でも坊主百人でも同じだろう。手術を勧めるもの、放射線治療、化学療法、免疫治療、断食療法、ふくらはぎを揉む、酢タマネギを食べる、除霊の壺を買う、その他もろもろが出て来る。そんなの一々聞いてどうするのか。

やるのであれば、たとえば「手術か放射線か」の一点に絞って「選択」をするくらいでないとどうにもならない。そして、自身に専門知識があるか、あるいは身内の中に「そういうのに詳しい」人でもいてくれないと、そんな決定でも間違う。つまり正解を

「知って」いることが必要なのである。

しかし医療には「単一の、画一的な正解」があるわけではないから、個々の患者の「嗜好」によって決めるべきだとおっしゃるか。そうかも知れないが、患者の「好みによる選択」にだって上中下は存在する（Rosenbaum L. New Engl J Med 2014; 371: 1549）。

この論文ではこういう例が書かれている。コレステロールが高いと心臓発作を起こすリスクが増し、スタチンと呼ばれる薬の内服でそれを一定程度予防することが出来る。しかしこの薬には筋肉と肝臓に対する副作用があり、ごく稀だが非常に深刻な毒性が出現することもある。

あるテニスの選手が、自分は職業柄、筋肉痛が出ては困るので、将来的な心臓発作のリスクを減らすことよりも副作用が出ない方を採り、スタチンを飲まないと決めた。これは「患者の好み」の選択として正しい。しかし他の患者は、どこかの夕刊紙の記事を真に受けて、こういう薬を飲ませるのは医者と製薬メーカーの陰謀で、みんな筋肉や肝臓がダメになって死ぬ、と信じ込んでいるから飲まない、と言う。これも同じように「尊重すべき」患者の選択、なのだろうか？

世の中には真実があり、ガセがある。８割方の真実や、４割はガセ、というようなものもある。それもこれもすべて取り混ぜて、とにかく「情報が多い」「選択肢が豊富」ということを、無条件で「善きこと」と考えると思わぬ落し穴に嵌ることになりかねない。

あなたが肺癌になったが、手術をすれば8割治るから切ってもらおう、とする。その時、放射線治療でも6割治るとか、凍結凝固療法だと4割くらいいける、という「情報」は、結局手術をする（他のことはしない）あなたにとって、あってもなくても同じではないか。そんな「選択肢」は、目移りして迷う、あっちの方がよかったかなと後悔する、もしくはそっちに乗り換えてしまって「不正解」となる、というリスクの源になるだけである。

そういうわけで、最初のうちこそ「なるべく多くの選択肢を」なんて能天気に構えていても、すぐに袋小路に入り込む。実際にはこの「情報化社会」において、ミソクソ一緒で「選択肢」を集めることなど、ごく簡単にできる。しかし、繰り返すが、「正解」は一つだけである。

まずはある程度ちゃんと「検討」出来るくらいに「選択肢」を絞らねばならない。大抵はここで疲労困憊する。そこから最終的な決定を下すには、「よく考えて」では間違う、というのは試験の例を引いて既に述べた。じゃあ難しく考えず、「好みで決めればよい」と、いうのは簡単だが、その「好み」が客観的には全くの的外れで自分の害になることもある、というのも上記スタチンの例でも明らかだろう。加えて、改めて「自分はどういうのが好きなのか」と考えると、これ自体がなかなかに難しい。

「自分で決める」はしんどい

2015年5月6日の毎日新聞に、「選択は不幸のもと？」と題する論説があった。最近、米ウォール・ストリート・ジャーナル紙に、「大型家具店のイケアに行くと、恋人や夫婦が言い争いを始める」という記事が載ったそうだ。イケアの家具は、サイズや色のほか、縦長か横長かといった微妙な違いの選択ができるため、好みの小さなズレが問題になる。豊富すぎる選択肢が災いして、ケンカのタネになる。

一方、米コロンビア大学のシーナ・アイエンガー教授が行った有名な「ジャムの実験」では、24種類のジャムを試食できる売り場と、6種類しか試食できない売り場を比較したところ、「豊富な品ぞろえが売り上げを伸ばす」という期待を裏切り、24種類は試食した客の3％しか買わなかったのに、6種類だと30％近くが買った。選択肢が多いほど選ぶのに悩み、選んだ結果が本当にいいのかも気になり、結局選ぶのをやめてしまうらしい。

この記事は、アイエンガー教授のアドバイスを紹介して結んでいる。曰く「重要でないもの、他人に任せられる選択は除き、自らの価値を高めてくれる選択に集中する」「人生とは選択した結果の積み重ねだ。その選択が自分の幸せに貢献するかどうか、毎回考えなければならない」。

だがしかし、「他人に任せられる重要でない選択」と「自分が集中すべき選択」を区別するのも「選択」であり、これ自体がそうそう簡単にできるわけではない。このようにつらつら考えて行くと、「自分で決める」という行動そのものが、やはりしんどいものなのだという結論になる。それは、大学入試で「正解」を知らない受験生が、わけのわからん選択肢の中の一つに自分の運命を託すくらい、辛いものなのである。

そういう時にどうすればよいか、というと、私のお勧めは「知っている人間」に頼んで任せる、という方法である。この、いわば「代理人」には二つ条件がある。一つは当然、その道の専門家であって、「正解（だろうもの）」を知っていること、もう一つは、あなたがその人を信頼していて、「こいつが間違ったら仕方がない」と諦めがつくことである。

おまかせでいいじゃないか

ところで、おしなべて欧米人の方が頑に「自分で決める」ということに拘るようである。それは、日本の料理屋で、「板さんおまかせ」が最上のオーダーとされているのを、彼らは全く理解できない、という一事からも分かる。もちろんこの場合、我々だってその「板さん」を直接もしくは間接に信用していないと、とても「お任せ」にはできない。間接に、というのは、その店に案内してくれた友人を信用している、というような場合が相当する。それなのに、日本よりも欧米の方が「代理人を立てる」という行為が一般的なのはどうしてだろう。

それはともかくとして、現実には、我々は「正解を知らない」状況で、それでも「自分で決める」ことをしなければならないことが多い。そうそう都合良く代理人を引き受ける知り合いがいてくれるとも限らないし、何より、やはりそうは言ってもすべてを「他人に丸投げ」では、「気楽で幸せ」かも知れないが、大袈裟に言うと「尊厳」を踏みにじられるような感じがする。

ハックスリーの未来小説『すばらしい新世界』のクライマックスで、完全な管理社会に反発して「尊厳」を訴える主人公に対し、安定した社会ですべての人間を愚民化する代わり、その「幸福」を達成した「世界統制官《コントローラー》」は、「君は結局、不幸になる権利を要求しているのか？」と反問する。主人公は「それならそれで構わない。私は不幸になる権利を要求する」と答える。

たとえそれで「不幸になる」と分かっていても、時として我々は毅然として、また悄然として、あえてその道を「選ぶ」。例えば、もしかしたら「知らない方が幸せ」かも知れないがそれでも不治の病でも告知して欲しい、と考える。

ここで冒頭の疑問に戻ることにしよう。我々は何を基準に自分の行動を決めるのか。そこに原理原則はあるのか。おのれの幸福につながる利益（例えば金）は行動の大きな動機づけの一つであろうが、「不幸になると分かっていてもする」決断は、どこから来るのだろうか。

後悔はいつまでもつきまとう

どうしてわざわざそんなことをするのか。やっても無駄じゃないか。少なくとも、

「やった方がいい」という根拠なんて、どこにもないじゃないか。我々はよく、他人の行動を傍目で見ながら、こう考える。この疑問を直接本人にぶつけて訊ねてみると、返ってくる答はたいがい決まっている。「後悔しないように」。

世の中は、総じて結果オーライである。うまくいけばその過程でのミスやしくじりはスルーされてしまう。その一方、失敗したことについては、いくらでも後から「ああしとけばよかった」という「反省点」が出てくる。

多くの場合、「そうしておいても」やはりダメだったのだろうが、それでも「やってみてダメだった」方が、諦めがつきやすい。また、やらずに済ませてしくじると周囲から、「どうしてしなかったのか」という有言無言の非難を感じ取ることも多い。それは、周囲の人自身には、咎めだてするつもりがなくても、である。自分に引け目がある時、こういう「批判の目」は非常につらい。

メンフィスの小児病院に勤務するウィーバー先生という方が、こういう痛恨の手記を書いている（Weaver MS. J Clin Oncol 2014; 32: 699）。真面目な学生が、急性白血病で運ばれて来た子の親に、問診をする。

「痣ができやすいということはなかったですか？　ありました、チェック。鼻血は？

あった。チェック。出血斑は？　このお子さんの体中にある、小さい赤い斑点です。チェック。顔色が悪かった？　チェック。食欲がなかった？　チェック。……」

学生さんはウィーバー先生に報告する。症状は揃っています。まあ、間違いないですね。この優秀な学生はすべてきちんと「チェック」しているが、一つし忘れている。

親の罪悪感である。

どうして自分は、見落としてしまったのだろうか。言われてみれば全部、あまりにも明らかじゃないか。なぜもっと早く、この子を病院に連れて来なかったのか。

後からみると「あまりにも明らか」なことでも、その時に人は気づかない。もしくは気づいてもやり過ごす。ウィーバー先生自身、パイロットであったご主人の鼻のできものに気づいていたが、大したことはなかろうとやり過ごしていた。ご主人は自分で皮膚科を受診し、悪性黒色腫という診断を受けた。ご主人やその母親が「あんたのせいではない」と慰めてくれても、「どうして気がつかなかったのか、しかも私は腫瘍の専門家なのに」という後悔が消えるはずがない。

だから白血病の子の親を責めても仕方がない、というより、責めるのは間違っている。必要なのは、親の罪悪感を理解し、悲しみを分かち合い、手を差し伸べることである。

幸いなことに、学生も理解してくれた。

ウィーバー先生についていた学生さんがすぐに理解してくれても、当事者の親や、その周囲の人達がうまく割り切ることができるかどうかは別である。やはり、人間は「ああしておけばよかった」という後悔から逃れることは難しい。そして、それを避けようという行動に出ることになる。だがしかし、それは「幸福への道」もしくは「不幸の回避」につながるのだろうか。

後悔か不安か

小児腫瘍のいくつかは、腹部腫瘤として外から触ることができ、またその多くは、そういう自覚症状のない時期に発見できれば予後良好である。だから、親は子供のおなかを触り、変なしこりがないかを確認せよ、腫瘍の早期サインを見逃さないように、などと主張する「専門家」がいるが、ナンセンスである。

決して頻度が高くない小児腫瘍のために、「早期発見して治るように」なんていつも「触診」しなければならないとしたら、ほとんどの親はノイローゼになる。そういうことをせずに「手遅れになった」腫瘍が発見されたとしても、そんなのは親のせいでもなんでもない。「親は子供の腹を触れ」というのは、親切のつもりかも知れないが、稀な不幸に襲われた不運な親に、致命的な悔恨の念を植え付けるだけである。

仮にこの理屈を頭で分かったとしても、一旦そのような「情報」を与えられてしまった親が、「なったらなったで運が悪かっただけ」と思えるだろうか。やはり気になって、我が子のお腹を触り続けるかも知れない。論理的にはナンセンスであっても、そしてそのことを理解できたとしても、結局は「後悔しないように、できることはやっておく」ということになってしまう。

ここでは、「後悔」もしくはその可能性よりも、絶えざる不安状態にある方が「まだマシなもの」として選択されているのである。

「やって悪いことはない」という論理

もう一つ例を挙げる（Newcomer LN. J Clin Oncol 2015; 33: 1620）。ミネソタに住むリー・ニューカマーという先生が、友人から相談を受けた。奥さんが乳癌で手術をした。その後、放射線とホルモン治療を受けることになっているが、抗癌剤を追加した方がいいかどうかで迷っている。リー先生が判断するに、その奥さんは抗癌剤なしで治る率は90％

のだと。

以上、抗癌剤による追加効果は非常に乏しい、というよりほとんどないのではないかと思われる。実はご主人もそう考えるのだが、しかし、担当医は抗癌剤治療をしろと言う

リー先生が、抗癌剤は不要と考える、と伝えると、友人は自分でもそう思って、あるがんセンターの有名な先生のところへセカンドオピニオンを聞きに行ったのだ、という。その先生をリー先生は知っている。一流の専門家で、正しい判断をしてくれるだろう。そう思ったら、その「がんセンターの専門家」もやはり抗癌剤を勧めたと聞いて、リー先生は仰天した。一体どうして？

専門家は、確かに追加効果は非常に乏しいかもしれないが、「やって悪いことはない(You have nothing to lose)」と結論したそうだ。やって悪いことはない、はずはない。通院で時間は取られる、髪の毛は抜ける、それに、ごくわずかだが、副作用で命を失う可能性だってないことはない。

どうしてそういう、「やって悪いことはない」というような話になるのか。おそらく、抗癌剤で致死的な副作用が出る可能性は非常に稀なので、その専門家の先生も、そういう副作用での患者死亡の経験はないのだろう。一方、「専門家」だから当然、「大丈夫だ

と思った」乳癌の患者が、結局再発して死んでしまった、という経験は、それなりにあるに違いない。そうすると、数字では「予後は良いし、やる必要はない」ということは分かっていても、だけどあのAさんは癌死したという現実の経験に照らして、「やって悪いことはない」となってしまう。つまりは、やらずに済ませて万一再発して、「後悔しないように」である。

この場合は、「後悔するかもしれない」という可能性およびその不安よりも、実際に起こる副作用その他の「苦痛」の方が選択された（そういう選択が推奨された）、ということになる。

一方のリー先生自身は、市販薬でアレルギーを起こして死にかけたという経験をもっている。リー先生は考える。市販薬でもそうなら、抗癌剤はもっときついだろうと、自分は考えているはずだ。それが自分のバイアスになって、判断を曇らせているのではないだろうか？　つまりは万が一、この、もともと予後が良いはずの乳癌患者が抗癌剤の副作用でどうにかなってしまったとしたら、「もっと大きな後悔をすることになる」、というのが判断根拠になっているのではなかろうか。畢竟、かの専門家の先生も、リー先生も、自分の個人的経験に重きを置いているのではないのか？

直接もしくは間接的に経験された事柄が、ある意味でトラウマになって、「後悔しないように」という原則を生み出し、それが行動の原動力になっている。この場合もちろん、間接的な、つまりは他人の経験を見聞きした場合よりも、直接自分で「喰らってしまった」ことの方が強い力の源となるであろう。

原文はニュアンスが違うとかいう話もあるが、ビスマルクは「愚者は経験に学ぶ。余は歴史に学ぶ」と言ったそうだ。それからすると、どうも我々はみな、ウィーバー先生もリー先生も含めて愚者であって、経験の呪縛から逃れることは難しいようである。

まあ普通に考えれば、一回経験して「知っている」失敗を繰り返せば、「分かっていたはずなのにどうして」という悔恨の念は、最初の失敗の時よりもはるかに大きくなるだろう。それは誰にも容易に予想できることだから、「後悔しないように」、客観的にもしくは論理的には無駄なことであってもあえて行うのである。「やって悪いことはない」という結論に落ち着くのである。

乳癌検診に意味はあるか

我々は羹に懲りて膾を吹く人を笑い、私もそういうことはさんざん書いたが、考えてみれば、懲りずに再び羹でやけどをする人を見たらもっとバカにするだろう。まことに他人を批判することは極めて容易で、また困難である。

この、「後悔しないように」、もしくは「失敗を繰り返さないように」、という行動の動機付けは、非常に強力なので、論理で説得することは難しい。その最も端的な例はおそらく、何度か出したことではあるが、乳癌検診であろう（Lauby-Secretan B, et al. New Engl J Med 2015 : 372 : 2353）。

乳癌検診（乳房撮影）に伴う「やって悪いこと」としては、まずマイナーなものでX線撮影による被曝からの発癌のリスクがある。しかしこれは1万〜10万分の1くらいと推定されており、検診で早期発見して助かる患者に比べたら１００分の1程度であって、問題にはならない。

より重大な問題は、検診で見つかって「治療」（つまり手術）される乳癌のかなりの部分は、治療しなくて放っておいても命に別状のないものである、ということである。これは、検診を受けずに「放っておいた」集団の乳癌死亡率が、検診を受けていた集団のそれよりも大して高くない（少なくとも、発見された早期乳癌の数ほどには変わらない）ことから、ほぼ明らかな事実として推定されている。これを過診断（overdiagnosis）

という。

厄介なことに、検診で発見される乳癌の一つ一つについては、どれが過診断で、つまりは放っておいても構わないもので、どれが「本物」の、その時に治療しなければ死んでしまう「癌」なのかの見分けはつかない。だから発見された以上は、治療しないと仕方がない。このための結果的には「無駄な」検査や治療（ただし、個々の患者についてはどれが無駄でどれが「正しい」治療かは分からない）によるコストは、アメリカで年間40億ドルに上ると計算されている（Ong M-S, et al. Health Affairs 2015; 34: 576）。

そしてもっとも肝腎な、乳癌検診の有効性はどうか。つまりこれによって乳癌の死亡率が低下するのか、即ち早期発見によって早期治療されて患者が助かるのか、ということである。50歳以上では文句なくイエスであるが、50歳未満ではどうも怪しい。40歳未満では有効性はまずないだろうとされている。

仮に高額なコストがかかっても、それで命が救われるのならよいのだが、過診断ばかりであれば40億ドルの無駄金はいかにももったいない。理屈はこの通りで、だから乳癌検診は年齢を制限すべきだという議論は多いのだが、なかなかコンセンサスには至らない。

なぜなら、過診断の結果手術された患者は誰なのか、分からないのである。本人は「早期発見されて治療を受け、助かって良かった」と思える。また、数は少ないが、検診の被曝で発癌した患者も誰なのかは同定できない。これも、「検診で見つかったから、受けていて良かった」と思えるのである。

その一方、進行乳癌で死んだ患者はどこの誰なのか、きわめて具体的に、明らかである。自分の家族や知人がそうであればもちろん、「間接的な経験」、つまりどこどこの誰それは乳癌で亡くなった、可哀想に、という見聞でも、それぞれの心に重大なインパクトを与える。だから「後悔しないように」検診を受ける。

「受けて悪いこと」は、理屈ではあるのかも知れないが、見えない。それよりもこの、乳癌で苦しんだBさん、もしくは家族を亡くしたCさんの気の毒な姿である。

不安に立ち向かうことで安心する

かくして、「具体的な失敗像を見ていながら避けられなかった、という後悔をするかもしれない」不安は、実生活での具体的な不安（たとえば、検診の結果を待つ時の心配、要精密検査などという結果が出た時の衝撃）、不便（いくばくかの時間を割かねばならない）、苦痛（抗癌剤の副作用とは比べ物にならないが、乳房撮影は痛い）などに優先するのである。

この心理を金儲けに悪用したのがＴＢＳである。若くして乳癌で亡くなった患者の手記を売ろうと、20代の女性にも乳房撮影を受けさせるという、医学的には気違い沙汰のキャンペーンを張ったのは記憶に新しい。

そんなの、「論理的に考えて」害あって利なし（もしくは利よりも害が上回る）なのだから、忘れてしまってハッピーに過ごす方がよいに決まっている。どうして我々はそう思えないのだろうか？　なんとなく、ではあるが、そういう能天気なことではいつか罰が当たる、という感覚があるからではなかろうか。「天災は忘れたころにやってくる」のだから、忘れなければ起こらない。起きても、少なくとも「やることをやっていれば」、それが無意味であったとしても、悔やむことはない。一方、「面倒だから検診を受けるのはよそう」なんてのは、それこそ「罰当たりな考え」になる。

私には心理学的にうまく説明することなどできないが、現実の不安や苦痛を受け止めていることが、「後悔しないように」という奇妙な安心感とトレードオフになっているように考えられる。大袈裟に表現すれば、不安や苦痛に立ち向かってこそ人間の尊厳が保たれる、というような感覚があるのではないだろうか。そういえば、先に引用したハックスリー『すばらしい新世界』では、理知的な世界統制官《コントローラー》は、人間の尊厳を求める主人公の「不幸になる権利」の中に、「明日をも知れぬ絶えざる不安の中で生きる権利」を入れている。

話は飛ぶが、今でこそ癌患者の痛みに対しては麻薬を積極的に使え、というのは常識になっているが、ちょっと前までは年配の医者が患者に対して、「痛みは我慢しなければいけない」と「説教」することが普通にあった。我慢して良いことなど何もないし、まして患者の尊厳と全く関係ないので、これも全くのナンセンスである。

けれどもこれだって、今からその背後にある「論理」を推測すると、万一麻薬で譫妄《せんもう》状態になったりしたら（以前には、使い方が未熟で実際にそういうことがあったのだろう）、尊厳を損ね、「後悔することになる」という理屈だったかも知れない。

もしビスマルクが、こういうことを全部承知した上で、「経験から学ぶ奴はバカである」と豪語し、個人的な失敗を繰り返すことを恐れず、「論理的」に行動したのであれば、偉大というしかない。しかしそれはそれとして、我々は、普通の「愚者」人間はこんなものだと理解するのが先である。なぜなら我々には、ウィーバー先生と同じく、わが子の病気を見逃して打ちひしがれる親を慰める、という仕事がここにあるのだから。

2　身内の「ミス」は庇うべきである

師弟関係の「上中下」

２０１５年1月に、国立がんセンター名誉総長のS先生が88歳で亡くなった。先生は肺癌外科のパイオニアのお一人で、その業績をここで挙げていくととても紙数が足りない。

私は外科医ではないが、同じ肺癌を内科から診ていた医者なので、先生との接点も多く、随分と可愛がっていただいた。これは私に限らない。先生はいつも、みんなにニコニコと気さくに声をかけられるのである。まことに大人の風格がある方だった。がんセンターの人間関係はギスギスしていて、「ランダムに二人をピックアップすると、その二人は必ず仲が悪い」というのが「がんセンターの法則」とされていたほどだったが、S先生だけは、周囲の誰もに慕われていた。いわば、「我らの大親分」である。

先生はあるとき、四国に講演に出かけられた。そこで「大腸癌の肺転移は怖くない。手術をすれば7割は治る」とぶちあげ、地元の新聞にもそのことがデカデカと載った。弟子の一人が「先生、あんなことおっしゃらないでくださいよ。第一、手術ができるような肺転移なんてどのくらいあるとお考えですか」と苦情を言いに行くと、「そんなの、10人に一人もいないに決まっている」と平然と答えられ、訊ねた弟子の方がズッコケたそうである。

つまりは、「10人に一人もいない」くらい特別に条件の良い患者に限れば、相当数が手術で長期生存する、ということであり、「7割治る！」というニュアンスとはだいぶ違う。ただしそれでも、「S先生は仕方がないなあ」とか苦笑いしながら、弟子たちはどこか嬉しそうに尻拭いに走るのである。

ついでにもう一つ。S先生はよく、懇親会で乾杯の音頭をとる役目を振られていたが、あるとき、日本の肺癌研究の振興を呼びかけようと、「増えろ、増えろ、肺癌！」と叫んで満場の顰蹙を買ったそうである。これはご本人が別の会での乾杯の時に、苦笑いしながらおっしゃっていた。ただその場でも、「だけど、臨床で研究をしようと思えば、ある程度は（患者）数を集めないとどうにもならないんだよな」と付け加え、小声で「増えろ増えろ肺癌」と音頭をとられた。

そういう人徳の塊のような先生からお聞きした言葉の中に、いまだに私には完全には理解できないものがある。師弟関係には上中下がある、という話である。「下は、利につく。このオヤジのキンタマ握っていれば、俺もおこぼれに与る」というのが下、これは分かりやすい。「中は、徳につく。とにかくこの人といると、気分がいい。一緒にいたい」というのが中、だそうである。

では上は、というと、「上は、恨みにつく。このクソ親爺、いつか隙を見てぶっ潰してやる、と思いながら後ろをついて歩くのが上」だそうである。さてこれがなかなか腑に落ちない。「徳」が白衣着て歩いているようなS先生がおっしゃるから余計にピンと来ない。

私自身を振り返ってみると、「恨みにつく」師匠や上司、というのがないではない。救命センターでの過酷な研修での指導医はその代表だが、これを書き出すときりがないのでここでは外す。

嫌味な上司、サボる上司

がんセンターの研修生であったときの指導医E先生は、私と違って声を荒らげたりすることはほとんどなかったが、下のものに、いかにも嫌味な叱り方をする人だった。病棟で、E先生と私が受け持っている患者の伝票が溜ってくると、ナースステーションの一番目立つ所でこれ見よがしに整理を始める。「先生、私がやりますから」と言っても、「君も忙しいからこんなに溜めてしまったんだろ？　僕は今、ヒマだから……」などと、顔も上げずに答えてそのままやっていた。

研修生は、外来患者のレントゲン検査のレポート作成を、曜日毎に分担して行い、指導医のチェックを受ける決まりであった。たとえば私は水曜日の外来患者（100人くらい）のレポートを週末に作り、月曜日にE先生のチェックを受ける、とする。E先生は時々、金曜日に「今週のをやる」と言い出すことがあった。月曜日に何か用事があったらしいが、もちろんこちらは聞いていない。「すみません、週末にやるつもりでしたので……」「まだやってなかったの？」とだけ言ってそのまま自分でレポートを作り始める。事前にやっておけと指示を出すとか、ちゃんとやっておけと叱るとかではない。やるのがお前の仕事なのに、やってないのか、ふ〜ん、という趣きで、この方がよほど応えるのである。

その後で勤務した横浜の病院での上司・W部長は、バイクのツーリングとかクルーズとか、とにかくよく遊びに出かける人であった。どうしても病棟業務は私にしわ寄せがくる。最も忙しかったのは、W部長がもう一人いたスタッフをクビにしてしまった直後である。二人だけで一つの病棟の患者すべてを管理していたが、ゴールデンウィーク前に部長は私にこう言った。「おい、連休くらい休もうぜ。二つに分けよう。前半、4月29日は俺が病棟にいるからお前は休め。後半の5月の2、3、4、5は俺は八丈島にクルーズに行っているから連絡もとれない。お前頼むな」。

そのうち、私はその環境にも慣れて、臨床をやりながら研究論文を出す、ということもできるようになった。まあ部長は遊ばせておくか、という気分にもなった。もしかしたらこういうのも「恨みにつく」の亜型なのかもしれない。

とはいえ、E先生もそういう中で私を指導して下さったし、W部長だって、私が働きやすいように、また研究がやりやすいように陰で動いていたのは、当時の私も知っていた。だから実際のところは私は「利について」いたと言えないこともない。これを見かけ上「恨みにつく」ような関係にしていたのはお二方の深慮遠謀、とは思えないが、結果オーライにはなる。「恨み」が仕事の原動力になっていた要素は確かにあったように思う。

派閥が人を作る……のか？

師弟関係というものは、なかなかに厳しいものである。陳舜臣『小説十八史略』（講談社文庫）の冒頭に出て来るのは、中国神話の弓の名人で太陽を射落としたと言われる羿《げい》であるが、彼は自分の弟子の逢蒙《ほうもう》に殺されている。「羿を殺すものは是れ逢蒙」という言葉があって、これは俗には「飼い犬に手を嚙まれる」という意味に使われる。しかし実際には、弟子にとっては師匠は打倒すべき最大の目標であり、また師匠の最大のライバルは弟子である、という冷厳な事実を指すのだと、陳舜臣は指摘している。そういう「恨みにつく」関係こそが芸の上達につながるということだろうか。

なお、この話はどこかで聞いたことがある、と思われる読者には、もしかしたら中島敦『名人伝』の中での弓矢の名人とその弟子のものと混同している人もいるかも知れないのでご注意申し上げておく。こちらでは、師匠殺しは未遂に終わっている。

師匠と弟子の個人の関係からちょっと進めて、集団として親分子分、さらに進めて組織としてリーダーと構成員について考えてみる。たとえば自民党派閥である。私が若い頃の新聞では、諸悪の根源はここに極まれり、てな調子で書いてあった。最近は様相が変わって、派閥がないから人材が育たない、みたいに言われている。「派閥の功罪」なんて見出しになっているが、むしろ「功」ばっかりがクローズアップされ、「昔は良かった」式のストーリーになっている。だったら端からそう言ってやればよかったのに、と昔のことをまだ覚えている私のようなのがいるから、無理矢理「功罪」と「罪」の方も形だけ付け足しているのか。

とはいいながら、派閥再評価の尻馬に乗って、あまり人相の良くない、たとえば古賀誠なんて人が「派閥が人を作る」と力説しても、本当かいなという感じがする。

結局のところ、派閥がS先生の喝破する「下＝利につく」集団であったとしたら、それはやはり「罪」の方が上回るのであろう。その一方、いわゆる雑巾がけというような、辛い修業をして、「上＝恨みにつく」ことをしていた構成員が多数を占めていたのであれば、「功」があったとしても不思議ではない。

話がややこしいのは、もう一つ、S先生が指摘する「徳につく」という、上でもなく下でもない「中」があることで、しかも世間体としてはこれが最も体裁がいい。親分の人柄に惚れ込みました、といえば、みんな納得してしまう。そういうアンケートはなかろうが、派閥の構成員に、「どうしてこのグループに？」と聞いたら、さしあたってリーダーの人柄を挙げるのではなかろうか。

ただしそれではたぶん、善くも悪くも、ダイナミックな動きにはつながらない。竹下登が田中角栄を裏切って経世会を作ったのが、「利につくこと」の終わり、即ち金の切れ目が縁の切れ目、みたいなものであったか、「恨みについていたこと」の大願成就、つまり「羿を殺すものは是れ逢蒙」の実践であったのか、私は知らない。

ただ、もし田中—竹下関係が「徳につく」ものであったとしたら、ああいう謀反はありえなかったはずで、少なくとも人倫に悖《もと》ることになる。そしてそう非難する田中眞紀子サンなどは、人間関係についての考察が限局的である（「徳」の介在からしか考えられない）という結論になる。眞紀子サンは人間を敵・家族・使用人の三つにしか分けなかったというのも、この推論と矛盾しない。

もう少し一般的な話に拡張する。堺屋太一さんによると、組織は、その構成員の満足を追求するための共同体と、外的目的達成のための機能体に分類されるそうだ。前者は家族や地域社会、趣味の会などが該当し、人材評価の尺度は「人格」ということになるから、まさに「徳につく」組織である。企業や官公庁、軍隊等は後者になり、「強い」「勝つ」ことが求められる。評価尺度は能力や実績である。自民党派閥などは当然、政権獲得を目的とする機能体だから、くどいようだが眞紀子サンの憤怒はこの観点からしても的外れである。

しかしながら、機能体だからといっても、その中の構成員の「満足」を軽視してしまってていいのかというと、なかなかそうもいかない。その極端な例は織田信長軍団であって、天下統一のために「強い」「勝つ」は文句なく達成されたが、あまりの締め付けのために荒木村重や明智光秀の反乱を招き、最終的に消滅してしまった。

子分を切り捨てる親分

さて実は、ここまでの全部はマクラであって、本題は、「仲間内の論理」というのを考えようと思ったのである。そのキッカケは、やや旧聞に属するが、橋下市長率いる維新の会で、「浪速のエリカ様」の異名を取る厚化粧の女性議員の不祥事に関し、「親分」

の橋下市長が全く庇わず、積極的に断罪して切り捨てたのを見ての感想である。橋下さんは自分で本人から事情を聞くより先に「議員辞職すべき」と公言し、記者会見でもマスコミ以上に追及していた。

巷ではあの対応には好感をもたれたようである。橋下市長は自分の行動で、維新の会が「機能体である」と強調したかったのであろう。確かに仲間内のナアナアで済ませてしまうのは見苦しい。政党は親睦団体つまり「共同体」ではないのだから、身内を庇うのは不適切と言われればそれまでである。

しかし、ならばどうしてそんなのを立候補させて国会に送り込み、しかも二期目も公認したのだろうか。もし「機能体」として切り捨てるのであれば、一期目の言動をみれば分かりそうなもので、実際、橋下市長も、懸念を抱いていたとか言っていた。だったら不祥事を起こす前の、二期目の選挙時に切ってしまえばよかっただけの話で、信長ならそうしていただろう。この場合はべつに追放しなくても、会の中で格下げして、国会議員候補から外せばいいのである。

私は、自分が取り立てた部下を簡単に断罪する人間が、信用に値するとは思えない。やるとすれば陰で始末するべきで、追及するマスコミ（エリカ様にとっては「敵」）と一緒になって表舞台で攻撃するなんて、「親分」のやることではない。少なくとも親分は、仲間を庇うべきではないか。

堺屋さんが、いかに「企業は機能体」と言おうとも、私は、組織は、第一義的にはその構成員のためにあると思う。会社は従業員のために存在するのである。いや、本来的には「株式会社」だから株主のためだ、なんて言うから資本主義社会は金の亡者みたいになるのだ。実際、何かあった時に、株主の方を向いて保身に走る役員は見苦しい限りである。

医療ミスは庇うべし

それでは、とご質問が出ることだろう。病院は、患者のためではなく、医者やナースその他、職員のためにあるのか。その通りである。病院では、医療ミスをした職員を庇うのか。庇って当然である。

もちろん大前提として、病院は患者のための「機能体」であり、職員は「病者のために」という大目的を職業倫理としてもっているのである。そうでないような医療従事者は排除しておかねばならず、それは管理者の責務である。もし職員の職業倫理を疑わねばならないとしたら、そもそもそんな病院は存在すべきではない。

その上で起こった医療ミスは「ミス」なのだから、つまりはそういうつもりではなかったのだから、組織としては庇わなければならない。院長が率先してそういう職員を断罪しようものなら、新人職員なんてできやしない。新人ナースなんて、それでなくてもビクビクものである。ちょっとしたことですぐ辞めてしまう。それで「機能体」としてやっていけるはずがない。

もちろん、再発防止とか何とかは違う話であって、そっちはきちんとしておかねばならない。「庇う」ことと「隠す」ことは全く別で、隠し立てをして再発を招くのは最悪であるのは言うまでもない。ただしこれにしたって、必ずしも外に向けて情報公開すればいいという単純な話ではない。冠状動脈バイパス術の安全性の数字を、施設内で共有したところ死亡率は劇的に下がったが、加えて一般公開しても全く変わらなかったと報告されている (Guru V, et al. Am Heart J 2006; 152: 573)。

管理職は、自分ではミスを犯さない。現場にいないのだから犯しようがない。環境を整備するとか、起こしそうな職員はクビにするとか異動させるとかして、手前で処理をしておかなければいけない。それでも起こったミスについては、何と言われようと、自分が矢面に立ち、体を張って庇わなければならない。くどいようだが、ミスを「隠せ」と言っているのではない。ミスを犯したものを「庇え」と申し上げているのである。

かのS先生ががんセンター副院長時代に、レジデントが病棟ナースと不倫の末、そのナースを殺して、自分も自殺するという事件が起こった。興味本位のゴシップ新聞や雑誌も含めて、マスコミが殺到したのはもちろんである。S先生は記者会見に臨み、あくまでも真摯に、質疑に対応された。もちろん人殺しをしたレジデントを「庇う」ことはできなかったが、不倫をして殺された側のナースも含めて、死者に鞭打つようなことはおっしゃらなかった。がんセンターでは、これぞ管理職の鑑と称賛されたそうだ。

こういう時、外からその人の本質を見抜くのは、そんなに難しくない。自らの保身のために、身内を裏切るのは卑しい。その「身内」が、どんなにどうしようもなくバカで性悪の奴であっても、そうであればなおのこと、身内は庇うべきなのである。

3 「完治」に大きな意味はない

完治という勘違い

日本人に限らないのかも知れないし、現代人だけの問題でもないのではあろうが、どうもみんな、物事を「待っていられない」ように感じられる。私自身もともとせっかちで、研修医がグズグズしていると大声で罵声を浴びせるという悪癖をもつが、その私が気づくくらいだから只事ではない。

最近の例では、ある有名作家が食道癌になり、手術を拒否して陽子線治療を選択し、見事「癌を克服した」、先進治療が癌を「完治させた」と大々的に報道されたのが典型である。この「朗報」は、治療開始から半年の時点でもたらされたそうなので、もうそれだけで間違いであることが分かる。

なるほど、この方の食道癌は治療によって消失したのであろうが、それは「完治」とイコールではない。「完治」とは、文字通り「完全に治った」ことである。だから今後とも再発する可能性がない、という確証がない限り、こう断言はできない。

しかし残念ながら現代の医学では、半年の段階でこれを判定することは不可能である。皮肉を言えば、もしその時点で「完治か否か（再発するか）」を完璧に予想できる方法があったとすれば、それは陽子線なんて目じゃないくらいの「先端技術」である。

陽子線治療は期待外れ

ついでながら「陽子線治療」とはなんであるか、をここで詳述するスペースはないが、ざっとご説明しておく。普通の放射線治療ではX線つまり「光」の一種を当てるのに対し、陽子線では陽子《プロトン》を照射する。陽子は水素の原子核に相当するから、「光」ではなくて「粒」を当てる、とお考え頂ければよい。それで何が嬉しいかというと、「光」だと病巣部に当った後、通り抜けてしまって正常組織にもダメージを与えるが、「粒」だとうまく調整してその病巣のところだけに影響を及ぼす、ということができる。これを線量集中性に優れている、という。

このため理論上は治療効果が良好で副作用も少なくなるはず、ということでアメリカでも陽子線治療設備が急速に増え、また日本はアメリカ以上に箱物が好まれるので、輪をかけていろんなところに作られている。大きな問題はコストであり、設備投資も維持費用も嵩むので、通常の放射線治療よりも治療費は格段に高い。

ところが、理屈の上では通常の放射線より「良いに決まっている」はずの陽子線治療だったが、実際の治療データをみると、効果においても副作用においても大して変わらない、という報告が相次いでいる。一方で「通常の」放射線治療も、コンピューター制御の発達で線量集中性の改善がなされ、陽子線のメリットそのものが疑問視され出した。2014年12月には、アメリカで初めて、インディアナ大学が陽子線治療設備を閉鎖している。ただし、容易に想像される通り、アメリカでも日本でも、建設途中のものはなかなか止める訳にはいかない。一連の騒動は「プロトン・バブル」と揶揄される始末である（Plana R. ASCO Post, August 10, 2015; Volume 6, Issue 14）。

ついでに書くと、2016年のアメリカでの学会で、肺癌に対する陽子線と通常の放射線治療の比較試験の結果がテキサスのMDアンダーソンがんセンターから出されたが、効果も肺への副作用も、ほとんど違いはなかった。

リスクはゼロにできない

それはともかく、残念ながらかの作家の方は2年ちょっとでリンパ節に転移再発し、抗癌剤や手術で再治療を受けられたそうである。そうするとやはり、最初の「完治」は誤報であったのが明らかであるが、たぶんどこのマスコミも「お詫びと訂正」を出していない。

こういうことは、おそらく、例を挙げていけばきりがないくらいある。どうしてみんな軽々しく「癌を克服」なんて言うのかというと、畢竟、「待てないから」としか言いようがない。

そもそも、「治る」とはどういうことか。悪性腫瘍の多くは、5年生存率でもって治療成績や予後を云々するのはみなさんご存知であろうが、「5年生存イコール治癒」でもない。癌は全く治っていないけれども、5年経過して闘病を続けていたり、ある程度安定して通院している患者さんは、私の外来にも沢山おられる。また乳癌や甲状腺癌では、治療後15年以上何事もなく経過しても、それから再発してしまう例も多い。

本来的な意味での「完治」は、人間の医者には判断できない。何十年経っても、再発の可能性が「ゼロ」になることはないからである。「完治」に近いだろうと推定できるのは、一定以上の年数が経過し、他の病気でその患者が死亡した時点で、もともとの癌の再発徴候がみられない（もしくは解剖して再発病巣がない）、という時であるが、そうなると生きているうちに「治った」とは判定できないことになってしまう。

それではあんまりなので、まあ5年くらい経って、再発がなければ、それ以降の再発確率は臨床的に無視できるほど小さくなるから、「治った」と言ってもいいのだろう、という風に人為的に基準を決めるのである。これは、患者のため、というより、そういう取り決めをしておかないと、医者の側がデータを作れない、という事情にもよる。上記の理由で、5年以上経過しても再発のリスクが相当程度残る乳癌などは10年生存率を用いることが多い。

しかし、「5年経過した時点」では、良いにつけ悪いにつけ、気が抜けてしまっている。私も経験があるが、抗癌剤と放射線治療等で寛解状態になって外来通院している患者さんに、「5年経過しましたね」と話しても、あまり感動はない。「ああそうですか。じゃあ治ったんですかね」「ていうか、治っていたのでしょうね」、てなもんである。現実問題として、その時にはもう再発の確率はすでに低くなっており、5年経過したから急に何かが変わることもない。

患者さん自身も、最初は「早く5年が経過して青天白日の身になりたい」と指折り数えるような心境でも、実際にそうなってみるとすでに通常の生活に復帰されている。そしてすっかり冷静になって、「5年」という区切りはただの「決めごと」に過ぎないと理解している。だから、ホッとした、くらいのことはあっても、今さらシャンパン抜いてお祝いする心境にはならない。一言で片付ければ、全くドラマチックではない。

マスコミの罪深さ

そういう、確認された形で本当に「癌を克服した」有名人の報道がなされることもあるが、なにせ「5年（以上）前の話」であるから、夜のスポーツニュースでマラソンの結果を見るようなもので、盛り上がらないこと夥しい。私は時々それを逆手に取って、患者さんに、「人生には劇的なことはあまりない」と話す。むろんここには、悪い方に病状が変化した時も動揺を最小限にしよう、という下心も潜んでいる。

しかしこれでは、悪意のある言い方で恐縮だが、「煽ることを商売とする」マスコミは飯の食い上げになる。よって、さすがに「癌は5年生存で判断する」くらいのことは知っていても頬被りして、リアルタイムの状況で「完治」「克服」と持て囃すのである。最初から大嘘であることは知っているから、「誤報」の事実をつきつけられても恥じない。

バルザックは150年以上前にジャーナリズムの腐敗と堕落を指摘して、「もしジャーナリズムが存在していないなら、まちがってもこれを発明してはならない」と喝破している（鹿島茂訳『ジャーナリストの生理学』、講談社学術文庫）。さらに最近では、クリーブランドの医学生であるアボラ君というのが、メディアは癌治療について、確たるデータもないのにやたら誇張した表現で報道すると報告している（Abola MV, et al. JAMA Oncol 2016; 2: 139）。だから今さらマスコミを非難するにはあたらない。真に受ける「待てない人々」がいい面の皮、というだけである。

そう悪態をついて本稿を終わることが出来ればスッキリするのだが、なかなかそうもいかない。医者だって、「待てない」悪弊に陥ることについては人後に落ちない。

冷水を浴びせられ

私事で恐縮だが、私は13年勤務したがんセンターから異動して次のM病院で5年弱、それからまた移った今のN病院に3年弱在籍している。がんセンターを退職する時に、私とともに通院先をM病院へ変更する患者さんもいた。一方、そのままがんセンターに通院していたのだが、いろんなキッカケでＭ病院の私のところに相談に来る方もおられた。その中に、ある共通項をもつ患者さん達がいた。

Ｋさんもその一人だが、もともとは私の患者ではなかった。外科で肺癌の手術を受けた方だが、術前にたまたまお話しする機会があり、私の父と同業であったことが分かって話し込んだ、くらいの「ご縁」だった。手術所見ではかなり腫瘍は進行していたのだが、術後、執刀医が私ではない別の内科医に相談し、そのドクターの判断で抗癌剤等はやらずに経過をみることとなった。そこまでは私も知っていた。

そのＫさんがＭ病院の私の外来を訪ねて来られた。聞けば、やはり、というか、残念ながら腫瘍は再発し、脳転移が出現したので放射線治療を行ったという。そこからは内科的治療を、ということで、がんセンターで先に受診した内科医に回されたのだが、治療開始前に「治らないのだから、今のうちにホスピスを探しておくように」と言われ、いきなりなんてことを、と怒って、さきの「縁」を頼って来られたのである。

ここでＫさんは「ホスピス」のことを誤解している、とか、最終的なことは準備して悪いことはない、とか論評するのは野暮である。それはそうに決まっているのであるが、世の中は「正しい」ことでも、適切な時期にやらなければ墓穴を掘ることもあるなんて、改めて指摘するまでもない。Kさんは、手術では治らなかったのは残念だが、放射線治療の後も髪が抜けたくらいで全く元気そのもの、治療の意欲満々であった。そこへいきなり「最期の時のことを考えろ」「ホスピスを準備しろ」と冷水を浴びせられて憤慨したのである。このパターンでやって来た患者さんは、何人もいた。

がんセンターにはホスピス病棟はなく、またKさんの住所は遠方であったので、担当医の懸念は、「先々の話」としてはその通りである。加えてがんセンターは最期を面倒みないことが多いので、いよいよになって行き場がなく、困ってしまう患者もいる。だけどそれはそういう時期に相談すればいいことであって、「最初から決めておかなければ安心できない」では、果たして誰のための「安心」か、患者からするといい迷惑になる。これもまた時期を「待てない」ためのフライングである。

Kさんは私が治療し、さらにN病院に異動する時もついて来られ、最終的にはM病院を受診されてから6年後にN病院で亡くなった。N病院はがんセンターよりも更にKさんの家から遠く、最後の入院では自宅に帰ることはできなかった。その意味ではかの担当医の「ホスピスを探しておけ」という「配慮」は正しかったことになる。

しかしそれでも、その6年の間、山歩きと写真が趣味のKさんはあちこちに出かけて写真を撮り、何度もコンクールで入賞されたそうである。私も何枚か作品をいただいたが、絵葉書にしたいくらい本当に見事なものばかりだった。それが出来る患者が、「自分が死ぬ時のことを考えておけ」と言われて納得できないのはもっともであろう。

いよいよ自宅へ帰るのは無理だときわまった時、Kさんは「犬に会いたい」と言った。病院内に動物を持ち込むのは禁止されている。私とN病院のスタッフは家族と相談し、Kさんの飼犬を車で病院まで連れて来てもらい、病院建物の外までKさんを車椅子で移動し、愛犬と対面してもらった。部屋に戻ったKさんは私に「先生、お世話になりました。私はあと、数日くらいですか」と訊ねられた。亡くなったのはその3日後である。

もちろん私は、「言わずとも患者さんはそのうち悟ってくれる」なんて大甘なことを主張するつもりはない。だが、6年前に「結論」を出していたとしても、Kさんの最期の「覚悟」もしくは「死の受容」には何の効果もなかっただろうことは容易に推測できる。

即断しないことの意味

なんだか、自分だけいい子になっているようで気が引けるが、おそらくは岡目八目もしくは後講釈で解説しているから我々の嵌りがちな落し穴が見える、というだけのことであろう。私だって、「先のこと」を患者や家族と話して結論を出した時にはほっとするから、同じように「先走り」し過ぎて失敗している時もあるのかも知れない。また逆に、「いよいよになって」の説明の際に、「今になってからどうしてそんな話をされなければいけないのだ」と苦情を出されることも何度かあったので、「待ち過ぎて」下手を打ったこともあると思う。

そうは言ってもやはり、医療では「様子を見る」ことは重要である。それは、「断固、手術に踏み切る」などといった「決断」を行うのに比べて劇的でもカッコよくもないのだが、それでもそういう「決断の先送り」が正しい、という局面は多いように思う。

私が医学生の頃は、虫垂炎（いわゆる「盲腸」）の診断は、非常に難しかった。7割正診できれば名医と言われた。友人で、離島医療の勤務経験がある外科医が、こう嘆くのを聞いたことがある。

「ある番組で、高名なキャスターが、虫垂炎の患者をヘリで本土に送った、というのを、虫垂炎くらい治療できないのか、とか批判していた。ああこいつは本当に分かっていないな、と思ったね。虫垂炎と分かっていればできるよ。それが不確かだから送らざるを得ないんだ」

現在では、虫垂炎の診断は、CTを使えば、ほぼ100％確実にできる。ただしかし、それでは全例それでやればいいかというと、そうもいかない。虫垂炎の診断については「正解」であっても、他に考えねばならないことがある。

当たり前だが、CT検査は、放射線被曝を伴う。それによる発癌リスクがどのくらいか、の推定は非常に難しいが、カリフォルニア大学などからの報告（Smith-Bindman R, et al. Arch Intern Med 2009; 169: 2078）によると、たとえば20歳の女性に造影剤を入れて（虫垂炎診断目的のCTでは普通、こうする）腹部から骨盤のCTを撮ると、250～470回の検査につき1例が癌になる、ということで、これはそんなに低い数字ではない。というより、「意外に高い」と思われる方がほとんどではないだろうか。私も正直、この論文を読んで、少々驚いた。

だから、特に若い患者に、「念のため」CTを撮るようなことは、厳に慎むべきなのである。「早く、どちらかに決着をつけたい」という欲求をぐっと抑えて、カッコ悪く「まあ、今のところよくわからないけど、抗生剤でも使いながら、様子を見ましょう」とかいう方が「正解」の場合もある。

もちろん、虫垂炎「くらい」でも、広がってしまえば命に関わる危険もある。どの時点でいかなる決断を下すか、それこそがプロの仕事であり、ただ「早く解決する」ことが能なのではない。

お分かりいただけると思うが、「先走りをするな」と言っても、それは先の展望を持つな、という意味ではないし、その場凌ぎを繰り返していればそのうち何とかなる、というものでもない。第I章でつらつら述べたことは、要約すると、我々が「医学の進歩」についていけずに、従来と同じ対応を「その場凌ぎで繰り返した」挙句の果てに、国家の破綻が目前に迫った、ということである。まことに世の中はバランスで、「中庸」を強調したアリストテレスは偉大である。

おわりに——千万人が往くから俺も往こう

孟子曰く、「自ら反《かえり》みて縮《なお》くんば、千万人と雖も、吾往かん」というのは、中学や高校の漢文の教科書にもよく出ていて、人口に膾炙する名文句である。吉田松陰もこの言葉を吐いたという。

ところがどうも、孟子の言うことは、スローガンとしては良くても、内容は怪しげなことが多い。私もいつか、彼の性善説は、論理的には無理があると書いたことがある。「人の性質が善であるのは、水が低きに流れるのと同じ」って、逆だろそれ、としか思えない。また、かの有名な「五十歩百歩」、つまり戦場で逃げ走るのに、五十歩逃げても百歩逃げても同じようなもの、という論は、実は戦場を知らないからだという説がある。戦場体験がある人が、「五十歩で踏みとどまるのと、百歩逃げるのとは、勇気の度合いが全然違う」と評した、という話を阿刀田高さんが書いている。

ついでに言えば、「孟母三遷」にしたって、墓場の近くで葬式ごっこ・市場の近くで商人ごっこは分かるが、学校の近所に引っ越したら勉強ごっこ、なんて普通の子供はしないだろう。あれは夜逃げの言訳じゃないのか。

そんなのはどうでもいいが、「千万人と雖も」である。孟子個人の意気込みを語ったものならばそれでもいいのだが、世の中の大勢はそうではない。付和雷同は人の常であり、「千万人が往くのだからオレも往こう」、とまぜっかえしたのは山本夏彦翁であった。

最近のマスコミ記事その他を眺めると、そちらがこの世の「真理」としか思えない。

ネットでのバッシング、「炎上」は日常茶飯事で、私ごときがコメントするものではないが、どうしてかくも袋叩きになっているのか、理解に苦しむことがちょいちょいある。

その一つは、熊本の震災に関して、藤原紀香が「火の国の神様、どうかどうかもうやめてください」とブログに書いて、「熊本の人に失礼だ」と叩かれた、とかいう報道である。別に私は藤原さんのファンでもなんでもないが、この文句のどこが、批判されるような「不謹慎」なのか、全く分からなかった。

ネットに書かれている「反発」は、「熊本に失礼であることはすぐ分かる」というのが多かったそうであって、引用する記事もそれを前提として書いたものばかりである。

「何故失礼か」を「解説」してくれるものがないので、私はしばらく、これを理解できない自分の感覚がおかしいのかと不思議だった。辛うじて見つけたものが、「熊本の人達には神罰が下ったとでもいうのか」という「批判」であるが、難癖つけているとしか思えない。藤原さんがそのつもりでないのは自明であり、ここまで曲解できるものかと感心するくらいであった。

ところがこういうヤクザの因縁みたいなものにみんなが呼応してバッシングしているというのは、つまりは藤原さんがそれだけ嫌われているということなのだろう。だったらブログなんて出さなきゃいいのに、というのが私の結論である。

藤原さんに対してはそういうアドバイスでいいと思うが、この一件はつまり、元々気に喰わないと思っていた人間の言葉尻を捉えて攻撃し、理屈もへったくれもなくよってたかって袋叩きにする、というのだから、早い話がいじめである。こんな明らかなことに対して「いじめはよくない」という声が上がらないのだから、なるほどいじめはなくならないはずである。

元々嫌われていたという以外にほとんどなんの瑕疵もない藤原さんがここまで叩かれるのだから、何か脛にキズを持つ人間はこんなものでは済まない。

今年になって文春と新潮が競い合うように有名人の「不倫」を暴きたてていて、どちらかといえば文春の方が優勢のようであるが、「スクープ」の質としては玉石混淆と思う。最も「どうでもいい」と思われるのはベッキーの一件で、自らゲスと称するミュージシャンといい仲になったのだが実は男には妻がいた、なんて、それがどうしたという話である。一報だけならまだしも、文春は何週にもわたって執拗にキャンペーンを繰り返しているが、これも早い話がいじめである。「こいつは悪い奴」とレッテルを貼って、あとは叩き放題、というのはどこかの愚民の「愛国無罪」みたいな話ではないか。

まだ、国会で育休をどうこうと偉そうに主張していたアホ議員とか、教育に関する一家言を引っ提げてこれから選挙に出馬しようとしていた作家センセイの不行跡を日の下に晒して言行不一致を追及する、というのは分かる。そういう奴は公的立場で他の嘘もつくであろうし、彼らと直接の接点のない我々の不利益にならないとも限らない。

しかし、ベッキーが不倫しようと嘘をつこうと、私には関係ないし、ほとんどの人に実害はないはずである。どうしてみんな、ゲスミュージシャンの奥さんに成り代わってぶっ叩くのか、全く理解できない。不吉なことを申し上げて恐縮だが、ベッキーがストレスに耐えかねて短慮の真似でもしでかしたらどうするのか。彼女は、いくら炎上しても「私はSNSなんてやらないから大丈夫」と豪語する曽野綾子先生と違う（かも知れない）のである。その時、世の中はどう反応するのだろうか。まあ、「言い過ぎた」と反省はしないだろうな。「それでもベッキーが悪い」とさらに鞭打つか、「ベッキーをいじめた文春が悪い」となるか。おそらくは後者であろうから文春も気をつけた方がいい。

そんなに不倫が悪いなら、刑法に姦通罪を復活させればよいのにと思う。そうすれば、天下晴れてベッキーもゲスミュージシャンもイクメン議員の出来損ないも参議院に出そびれた教育評論家も、みな逮捕されて牢屋にぶちこまれ、そこで罪を償って更生し青天白日の身になって社会復帰できる。今のように、際限のないリンチに遭うよりよほどマシであろう。加害者もしくは犯罪人になってしまえば、その「人権」を保護しようと躍起になってくれる人は沢山いるのである。寡聞にして、ベッキー可哀想と立ち上がった弁護士さんがいる、という話を私は知らない。「人権派」なんてその程度か。

さて、何か災害が起こった時にもすぐ「自粛」することが流行となっていて、そういう「喪に服す」姿勢を示さないとまた叩かれる御時世である。さすがに、こういういわゆる「不謹慎バッシング」に対して、「いつから日本はこのように非寛容になったのか」なんて嘆く声もあるらしい。ただ、「いつから」も何も、「昔から」に決まっている。わが編集者から聞いた話だが、日航機の御巣鷹山墜落事故の後、どこかのテレビ局が山の映像（御巣鷹山ではない）を出しただけで、「不謹慎である。遺族の心情を思いやれ」と抗議してきた輩がいっぱいいたという。

かくのごとき「尻馬に乗った」バッシングのなれの果てを、最近私は目の当たりにした。他でもない「文藝春秋」２０１６年５月号で、「日本には田中角栄が必要だ」という大特集が組まれていた。

田中角栄という人の功罪どちらが上回るか、について私は口を出す資格はない。しかし、かつて他ならぬ文藝春秋が、立花隆・児玉隆也らの追及記事により、角さんを金権に目が眩んだ売国奴のごとく、また金庫番佐藤昭さんを淫売のごとく書き立て、失脚に追い込んだのではないか。今更「ロッキード裁判はアメリカの謀略」とか言うのであれば、あの時は間違っていましたすみませんとまず謝るのが先であろう。それを、世の中の角栄再評価の、これも尻馬に乗っかって、「あんな政治家はいなかった」もないものだと思う。

この文藝春秋には立花隆氏も何事もなかったかのように記事を書いているが、この人はご自身で書かれた以前の田中批判を悔悟の上で撤回したのであろうか？　もしそうでないとしたら、私なら勝手に宗旨替えした文藝春秋に怒り、抗議して寄稿を止めると思うが、「プロのジャーナリスト」は違うらしい。石原元都知事も幸福の科学からパクリで訴えられそうな「霊言」もどきの角栄本を出してベストセラーにしているが、さんざっぱら角栄批判をしたくせにこの期に及んで寝返りを打ってこのネタで大儲け、なんて角さんもいい面の皮である。

以上まとめると、衆を頼んで付和雷同するのは人の常で、著名人も例外ではないが、近年ではネットがその性向を煽り立てるのに大きな効果をもつ。嫌な世の中だが、昨日今日そうなったわけではない。

これに対して、言論というものは他人と違うことを言わないと意味がない、多数意見に同調するのなら黙っていればいいと、これも夏彦翁が喝破している。さらに、バーナード・ショーは、「道理が分かった人は、自分を世の中に合わせようとする。そうでない人は、世の中を自分に合わせようとする。だからすべての進歩は、分からず屋のおかげである」と言っている。

そういうひねくれた先人の言を頼みとして、私もまた世の大勢に反することを言い続けている。その代表が、本書冒頭に収録した「医学の勝利が国家を滅ぼす」(「新潮45」

2015年11月号）以来続けている高額医療に対する「たったひとりのキャンペーン」である。だがしかしこんなこと、まともな人間の考えることではないと思うのが普通であろう。

今まで不治とされてきた病気、たとえば肺癌に、一部とはいえ「治るかも知れない」というような画期的な薬が開発された。なるほど薬価はべらぼうかも知れないが、命はプライスレスなのだから、まずはそれを喜ぶべきで、水を差すようなことは言うべきでない。少なくとも、病苦に悩む患者を眼前にした医者が口にすべきことではない、というのが「まっとうな考え方」である。しかも「批判」の対象が日本で開発された免疫療法剤オプジーボなのであるから、ケチをつけるなんて何事であるか。

ただし実のところ、日本でのそういう「多数意見」は、少なくとも医者のそれは、アメリカでの支配的見解もそうであるということに多くを拠っている。イギリスはじめヨーロッパでは、以前から費用対効果、つまり「一人の命を助けるのに、1年寿命を延ばすのに、どのくらいのコストをかけるのか」という議論がなされていた。ひとりアメリカはそういう「計算」を拒否し、「どれだけコストがかかろうと、良い治療は導入すべき」という原則論を振りかざしてきた。もちろん、かの国では貧乏人の医療と金持ちの医療に天地の差があり、それはやむを得ないものだという大前提がある。しかし本邦ではみなそこのところに目を瞑って、またヨーロッパでの議論も見て見ぬ振りをして、「アメリカでもそうなのだから」と、コストの話を無視してきたのである。

ところが、他の分野でもそうだが、アメリカというのは平気で、ある日突然変節もしくは「君子豹変」する国であって、あてにしているとすぐ梯子を外される。従来彼らは、効果がちょっとでも上ならば、わずかな差のために高いコストがかかってもかまわないという「基準」で治療法を評価していたが、2014年に突然、「臨床的に意味のある差でないといけない」と言い出した(Ellis LM, et al. J Clin Oncol 2014; 32: 1277)。

また、翌2015年には、〝Value〟という概念を提起した(Schnipper LE, et al. J Clin Oncol 2015; 33: 2563)。これは「治療効果」を「副作用(これは今までも考慮に入れてあった)」と「コスト」で割ったもので、つまりは費用対効果を検討すべきであるという180度の方針転換である。

むろん、だからといってアメリカの「コストは二の次」という考え方が全面的に撤回されたわけではない。今般厚生労働省が、売り上げが非常に大きくなった医薬品に対して半ば強制的に薬価引き下げの方針を打ち出したのに対して、米国研究製薬工業協会が

「製薬の創造性を損ね、日本の患者は革新的医薬品の入手が遅れる」と脅した、とか産経新聞が報じたのもその表れであろう。

しかし、いずれにせよ、「アメリカでもそうだから」という理由で、「安心して」コストを無視するということができなくなっているのは明らかで、この点も日本の医者連中に不安を与えている。とはいえ、このいわば「転向」にはむろんそれなりの根拠や正当性があるから、表立ってアメリカに文句をつけるわけにもいかない。

ここで時系列からお分かりになった向きもあるだろうが、私がコストのことを声高に叫ぶようになったのは、アメリカで上記二つの方向転換を示す論文が発表されてからである。これはどうしたことか。

多少の自己弁護をすると、それまでも「コスト意識をもつべし」と学会で訴えたりしていたのだが、誰もほとんど聞く耳を持たなかった。「だったら君は次の総選挙にでも出たらどうだ」などと揶揄されたこともある。

しかし、「あのアメリカでもそうなっている」となれば話は別である。そして、本文にも書いたが、2015年のアメリカ臨床腫瘍学会でニューヨークのレオナルド・ザルツ博士が全く同じようにニボルマブなどの免疫療法剤を、「効果は優れているが、いかんせん高過ぎる」と、そのコストが法外なものであることを示し、「持続不可能」と訴えられた。この学会には私を含め日本からも多数の出席者があり、みな衝撃を受けて帰っている。

というわけで、夏彦翁やショー爺さんの反骨を気取っている私も、少なくとも医学界では「アメリカの尻馬に乗って」、いわば外圧を利用してキャンペーンを展開していると言えよう。汗顔の至りであるが、もう一つ言い訳をすると、全く受け入れられる余地がない、また支持される成算のないところで「突飛な主張」をしても、無力であるのも事実である。

ここでもまた話は飛ぶが、最近読んだ『人間とは何か』（文春学藝ライブラリー）の中で、福田恆存先生が田山花袋の『蒲団』を批判して、「なるほど、そこには当時の封建道徳が悪と見なしたことについての、正直な告白があるかもしれぬ。……かれは封建道徳といふ常識に反逆はしてゐても、個性解放といふ当時の知識階級の常識に媚びてゐる」と書いておられた。

小説『蒲団』では、主人公が妻子ある身でありながら女学生に心を寄せ、失恋の後にその女学生が寝ていた蒲団に顔を埋めて泣く、という破廉恥な行動を「告白」している。

これに対して、花袋は仲間内や大衆からの支持をあてにしている、擁護をするものがいるという目算なくして書いたものではない、というのは、夏彦翁もどこかで指摘していた。

自らを顧みて、私には、花袋を非難する資格はありそうにない。「千万人が往くのだからオレも往く」人の軽薄を蔑みながら、自分も同じことをして主張を通そうというのだから、私は二重に卑怯である。「世界のリーダー・アメリカではコストのことを問題にしていない」という「付和雷同」を批判してきたくせに、「アメリカでも今やコストは重大視されている」ことを追い風にしているのである。だけどそうしないと、何を言ってもただの遠吠えに終わる。まことに嫌な世の中であり、座頭市ではないが嫌な渡世である。

ところで孟子も「千万人と雖も、吾往かん」と大見得を切ったが、さて「吾往って」どうなったのだろうか。私も、「吾往かん」としているが、いずれにしても千万人と一緒になって「断崖絶壁への道」を回避しないと何もならないのである。千万人と折り合いをつけるなんてことを、私は今までやったこともやろうとしたこともないが、どうやらそうも言っていられないようである。

作家・曽野綾子さんとの対話
「人間には死ぬ義務がある」

医学界の怠慢

里見　今日も財務省に呼ばれ、財政制度等審議会の財政制度分科会で、薬価の高騰や肺癌治療のコストについて話をしてきたんです。

曽野　３５００万円かかるお薬について、お役所はどうおっしゃったんですか。

里見　私がまず話したのはこういうことです。その割合は3割か2割、あるいは1割かもしれませんが、この薬が効く人は確実にいます。で、効く人には2週間に1回使うことになっていますが、どこまで続ければよいかという目安はありません。体重60kgの人が1年間使うと３５００万円かかります。

曽野　そもそも、今使っている抗癌剤は、あまり効かないんですね。

里見　はい。完治させることはありません。通常のいわゆる抗癌剤は、進行癌の患者さんに使って一定の効果はあっても、数ヶ月くらいです。だから逆に、長く使わずにすむということもある。また、抗癌剤の一種の分子標的薬は、どんな患者に使えるかが事前に判定できますが、これもめったに治すところまではいきません。一方、オプジーボは効果がある人には確かに効く。治るかもしれない。そのかわり、どういう患者に効くか事前に判定できないので、使う患者を選べず、また、いつやめていいかもわかりません。肺癌の患者さんは13万人いると言われます。条件から外れる人を除いて行って、仮に5万人に使ったとして、計算上1年間で1兆7500億円。平均で半年弱の投与に止まるとしても6000億とか7000億とかになってしまいます。日本の医療費は2013年度で40兆6610億円。そのうち薬剤費が約10兆円ですが、そこにポンッと何千億とか兆とかの単位がのしかかってきたら、国家財政がもたないでしょう。

しかもこれはこの薬一つの問題ではないのでして、こういう薬価がつくことが前例となって、医学の進歩に伴ってこれからどんどん出てくる「いい薬」がみな、目玉が飛び出るような高額になるでしょう。

曽野 こういう問題は、もっと早くから起きていたと思うんですね。私は戦争直後の世相を知っておりますが、結核や大腸カタル、化膿性の疾患で死んだ人もいました。それを治していただくのが希望でしたが、そうして人間の命がどんどん延びたらどうなるか、推定していなければいけなかった。医学界は何を怠けていらしたのかと思うんです。

里見 医学界にもそういうことを言う方はボチボチいて、2014年にペンシルベニア大副学長のエゼキエル・エマヌエル先生が、「なぜ私は75歳で死にたいのか」という随筆を発表しました。病気になったら痛みや苦しみは取ってほしいけれど、それ以上はしなくていい。健康診断も受けない。一般論でしょうが、人間は75歳をすぎると生産性がガクッと落ち、あとは余生みたいなものだと。アメリカの平均寿命は79歳。日本は84歳ですが、エマヌエル先生は、日本の平均寿命をめざす必要も、うらやましがる必要もないとおっしゃっています。

人類史上例を見ない贅沢

曽野 健康診断は、私も60歳ぐらいから受けていません。それから、厚生労働省が75歳以上を「後期高齢者」と呼ぶことにしたとき、みんな怒ったじゃないですか。でも、夫の三浦朱門なんか、末期高齢者、終期高齢者、晩期高齢者と、もっと細かく分けて、いやらしい名をどんどんつけろと言っていました（笑）。クラス会に行ったらよくわかります。75歳をすぎると病人がどんどん増えるんです。

里見 高齢になると癌が増え、われわれが診ている肺癌患者さんも、75歳ぐらいが平均的です。みなさん、75歳や80歳になっても、長生きしたいとおっしゃるので、年間3500万円かかる薬を使います。誰に効くかわからないので、患者さんが使ってほしいと言う以上、使わざるをえません。高額療養費制度があるので、費用はほとんど国が負担します。使った患者さんの最高齢は100歳だそうですが、100歳の人を101歳にするために、国が3500万円を支払う。人類史上、こんな贅沢があったでしょうか。

曽野　私は、やりたい人は私費でやっていただきたいと思う。そうすれば、儲かったお金が次の研究費にも回りますからね。

高齢者を敵に回すと政権が倒れる

里見　これまで肺癌では、一番高い薬で年間約1000万円でしたが、一気に3・5倍に跳ね上がった。財務省の審議会では、「そのうち研究が進み、費用対効果がよくなるのではないか」という声も出ました。でも、その間にも新しい薬がどんどん出て、さらに薬価が高くなるでしょう。ではどこで切るのか。アメリカのように自費で払える人には払ってもらうのか。私は、年齢で切るのが一番公平ではないかと思うのですが。

曽野　国が負担する分だけは、若い順から使っていく。当然だと思いますけれど。

里見　ただ、今日も財務省で、ある委員が「年齢で区切ったりしたら政権が倒れる」と言っていました。では、体重で切る方法はどうか。体重1kg当たり何mgの薬と量が決まり、50kgの人に比べて100kgの人は倍の薬が必要になるので、軽い人を優先する。この方法が一番科学的だろうと話すと、みな引きつりながら笑っていました（笑）。とにかく、国家の破綻は目に見えていますから、どこかで切らなければいけない。放置すれば、救命ボートに乗り遅れて下に沈むのは次の世代です。

曽野　そうですね。若い人が犠牲になる。

里見　高齢者が医療費を使いつづけると、保険制度が破綻して、次の世代の人たちがまともな治療を受けられなくなります。

曽野「使い倒す」と言う人がいますね。保険料を払った分は取り戻すという意味のようですけど、実に浅ましい。私は使わないですむことを目的としています。できるだけ使わないのが、安い野菜を買う楽しみと通じるんです。でも、自分が払った分はとことんもらっていくという貧しい精神が一般的になりました。

里見　高い薬を使ったら、それだけ得だと思ってしまう、ということですか。

曽野　これは教育の問題でもあると思うんです。私は非常にいい加減なキリスト教徒ですけど、キリスト教では、友のために命を捧げること以上に大きな愛はない。それが最も崇高なことだとされます。そういうものがなくなりましたね。私なんか「命は捨てられないな、自分はなんて卑しい人間なんだろう」と思うことが、人間としてのひとつのあり方だと思っていますけど、損をする生き方はだめだ、それでは資本主義に奉仕することになる、と日教組はお教えになった。そこから変えていかないと。

里見　この年間３５００万円のオプジーボは、高額療養費制度を使うと、どんなに高収入の人でも、95％以上を公費で補塡してもらえます。だから、医者もあまり気にせずに処方できる。

曽野　でも、ある程度は払う習慣を末端にまでつけさせないと。救急車にしても、タダの人もあるべきですが、払える人は払うべきです。

里見　同僚の医者が学会で行ったアメリカで胆石になって、救急車を呼ぶと「いくらだ」と言われ、病院に運ばれたら「ＣＴ撮るか？　撮ったらいくらだ」と、いちいち聞かれたそうです。

曽野　だから、日本は本当にいいシステムなんですけど、それに乗っかって、ずっと倍々ゲーム以上のコストをかけていると、つぶれるでしょうね。

死を教育せよ

里見　20年少し前、私の祖母が80歳を過ぎて死んだのですが、腎不全というので、勤めていた病院の腎臓のドクターに聞いてみたんです。そうしたら「80歳過ぎて血液透析入れてもいいことないぞ」と。私はそれだけで納得してしまいました。でも、今はどこでも、90歳を過ぎて透析なんてザラ。本人は嫌がっていても、押さえつけてやっている。

曽野　私、知っています。透析は、やめると7日目くらいに確実に死にますね。

里見　それがわかっているからやめられない。

曽野　この間、夫が食べないので、「食べなかったら死んでしまいますよ、自分で考えてください」と言ってほっておいたら、3、4日後に食べだしました。また、お風呂に入るのも嫌がるんですが、川崎の老人ホームで、入浴を拒んだ入居者を突き落とした若い男がいました。ですからうちでも言ったんです。「4階から突き落とされてもいいのなら、お風呂に入らなくてもいいわよ」って。うちは4階まではないんですけど、こうして90歳を脅しているると、自分で選ぶんです。私は、人間は死ぬものだという教育を幼稚園から受けていますから、いつまでも生きたいという感覚がわかりません。政府の教育審議会の委員を務めたときも毎回、「義務教育から死の教育をすべきだ」と言いましたが、通ったためしがない。

里見　今は80歳でも90歳でも、本人が生きたいと言えば、「もう90歳なんだから諦めよう」と言ってはいけないことになっています。「寿命120歳時代」を主張する人もいます。90歳の人が120歳まで生きたとして、その30年間、何をするんですかね。

曽野　そうですねえ。私は個人の美学があるべきだと思うし、自由に選べるようにしてほしい。夫のところに2週間に一度くらい訪ねてくれるドクターが、「どんな夜中でも僕が来ますから、救急車は絶対に呼ばないでください」って。救急車を呼ぶと何が何でも生かす方向になるらしいですね。

死ねないという不幸

里見　救急隊はそれが使命ですからね。100歳のおばあちゃんが刺身をのどにつまらせ、慌てて救急車を呼んで、心臓マッサージをして病院に運んだという例がありました。助かったのですが、心臓マッサージをすると肋骨がバキバキ折れますから、もう自分では息をするのも大変。良くなる見込みがないわけですが、死ねないんです。

曽野　死ねないのは現世で最高の不幸です。人間の救いは死ねるってことで、永遠に死ねないという刑罰があったら最高刑ですよね。

里見　今、救命医療も老人ばかりです。私が救命センターで研修した30年近く前は、若い人の交通事故とか、子供が溺れたとか、そんなのが主体でしたが、今は年寄りが中心ですね。このままでは、子供が溺れても「今、いっぱいだから」と断られかねません。

曽野　やっぱり、若い人から助ける、というルールを作らなきゃいけない。トリアージの一種ですね。

里見　それは災害時に助かりそうな人から助けることですね。20歳の人と70歳の人のどちらを優先するかという選別は、今のところできない。私は、命の価値は若い人のほうが上になると思うんですが、今の日本では全部平等に3500万円かけるわけです。

曽野　平等だったら、年齢が若い方からですよね。

里見　憲法25条で保障されている「健康で文化的な最低限度の生活」に、75歳になった時の3500万円の薬も入るのかどうかと、最近思うんですね。

曽野　それは世界的レベルでお決めになったらどうなんですか。

里見　WHO（世界保健機関）が出している基準があって、一人の寿命を1年延ばすためにかけるに値する金額は、一人当たりGDPの3倍以下だという。日本人の場合、2015年のGDPで計算すると1182万円。それが一人が1年生きる値段というわけです。

曽野　で、抗生物質や風邪薬だと……。

里見　もちろん全然、1200万円なんかにならないです。

曽野　だから、それだけでよろしいと思いますよ。自分で儲けたお金で贅沢してどこが悪い、って言えばそうですけど、それにブレーキをかけるのが本当のジェントルマンですよね。

富裕層は自費で

里見　ただ、私は今、少し悩んでいることがありまして、財務省の役人や医者に向かってハッキリ言うのは構わないんですが、目の前の患者さんに「あなたが今使っている薬は1回133万円、1年間使うと3500万円だ。それをみんなで使うと、国がもたないんだ」と言って、わかってもらうべきなのかどうかと。

曽野 おっしゃってよろしいですよ。私、言えますよ。雇われましょうか（笑）。だって事実はそうなので、仕方ないですよね。もうひとつは、裕福なエリート層に、使う場合は自費で使ってくださいと運動すべきですね。ノブレス・オブリージュです。ぜひ自費申請していただいたほうがいい。

里見 そういう方々を貴族院議員にするとか。

曽野 勲章をあげてもいい。あるいは、赤坂で美女と遊べるという、よくわからない景品をつけるとか。

里見 麻生副総理が「さっさと死ねるようにしてもらわないと」と、珍しく正論を言ったときも、失言にされてしまった。

曽野 信念をもっておっしゃったのなら、麻生さんはなぜ謝ったんでしょう。麻生さんの発言を聞いて、この人は悪い人だと思ったら、1票を入れなければいいだけのことですから。

里見　曽野先生も「90代で、ドクターヘリを要請した病人がいた」とお書きになって、炎上しましたよね。

曽野　過去から今までSNSを見たことも使ったこともないヤバン人ですから、私、まったく平気です。

里見　90代でも、そこで非常に苦しんでいて、ドクターヘリで運ばなければできないことがあったのなら仕方ない。でも、ただ寿命を延ばすためだったのであれば、さすがに。

曽野　私は救急車もドクターヘリも、母子家庭とか困っている人は除いて、呼んだ人に実費を払わせるようにしたらいいと思いますよ。

里見　とにかく、国の借金が1000兆円を突破している中、みんなが人の金だからと寄ってたかると、そんなに遠くないある日、突然、全部がバタッと倒れるんじゃないかと思っています。今年度から、3年間の社会保障関係費の伸びを1兆5000億円に抑えるという目安が置かれましたが、オプジーボに1兆円かかるとすると、差し引き1年5000億円を削らなければなりません。いっそ、どんどん削ってしまってはどうかと。医者も自分の懐が痛むようになると、もうちょっと考えると思うんですが。

曽野　思い切って平等を貫いたらどうなるか、という社会実験をしばらく続ける方法もありますね。そうしないとわからないんです。

里見　日本には高額療養費制度があって、自己負担額が一定以上になると戻ってくる。欧米の人たちはこれを理解できないらしいです。ヨーロッパの学会のホームページには「日本は3割負担」と書かれています。「そうではなく、これこれの金額を超えると全部公費なんだ」と伝えても、誰も信じないですね。

曽野　世界からするとびっくりなんですね。私も知りませんでしたけど。

里見　そもそもこの制度は、大けがをしたとか、心臓の大手術をするとか、一生に一度の大勝負みたいなところで、金がなくて死ぬのはかわいそうなので、公費から出すものだったと思います。オプジーボのように毎月、同じものにかかるのは想定していなかったはずで、制度の趣旨にそぐわなくなっている。ただ、商売人は目端が利くから「これで無限に儲けられる」と。今日、財務省でも一人の委員から、75歳以上の高齢者は、保険料をちゃんと払っている人だけが高額医療を受けられるようにすべきではないか、という意見が出ていました。でも、曽野先生は逆に、払える人は自費でやれと。

曽野　それは当たり前ですよ。夫は映画でもバスでも、「僕はそれぐらい払える」と言って全額払います。小学生みたいなイバリ方ですけどね、それがパトロンの精神の出発点です。すべてのものには代価を払わなければならないって、私は昔、習ったんですけどね。タダほど怖いものはない。

里見　タダほど高いものはない。こうしていると、ある日突然、ギリシャのようにパタリと倒れかねません。山本夏彦さんが書いていました。会社がつぶれるときは、ある日出勤すると「つぶれました」って張り紙してあると。しかし財務省は、そういう現実を広報すると嫌われるので、医者に言わせようとしている。

死に親しむ

曽野　政治家も、今の制度を変えると痛い目に遭うとおっしゃる。でしたら選挙に勝った瞬間に変えたらどうですか。次の選挙のころには、みんな忘れていますよ。それに医療費の自己負担分も、稼ぎがある人は5割にしたらいいじゃないですか。そうすれば、うちの夫のようなケチは病気になってもお医者に行かないから、適当なときに死ぬ。いいことだらけですよ。私は今、介護人なので、高齢者介護の大変さは実によくわかっています。認知症の介護は個人ではできませんよ。

里見　去年、父が頭を打って、85歳で死にましたけど、正直言って、命だけ助かるより良かったかなって。

曽野　私はもう計算したんです。私は少し収入があって、芸術院から恩給もいただいているから、それで暮らせるうちは、お国に迷惑をかけてはいけないと思ったんですよ。

里見　「お国に迷惑をかけてはいけない」というセリフは、絶えて久しく聞かないですね。

曽野　お国でも社会でもいいんですけど、お国の方があったかい感じですね。それは若い人たちということです。若い世代を守るために、人間には生きる権利もあるけれど、死ぬ義務もあると思うんです。

里見　曽野先生だけですよ。人間は一定の年齢になったら死ぬ義務があるなんて言って下さるのは。

曽野　私は運命を任せたいんです。神でも仏でもいいから死ぬ時期を決めて頂きたい。それが一番明るい感じです。私ね、セデーションを知らなかった。

里見　薬を使って鎮静をかけることですね。なかなか苦痛が取れなかったら、もう眠っていただく。

曽野　それ、いいと思いますね。私が礼賛しているのは自然死です。時期は人間以外のものが決めるんです。ギリシャ語で、寿命のことを「ヘリキア」と言って、三つの意味があります。寿命、その職業に適した年齢、それから背丈。ギリシャ人は、その三つは人間が変えがたいと認識していた。そういうふうに人間が左右できないことがあると、いろんなことから学ばせなければいけないんです。

里見　ただ、そのセデーションですが、癌の末期の方に鎮静をかけるとなると、ナースがやってきて「家族の同意を取ってくれ」と言う。苦しまないために眠ってもらうのが目的なのだからいいじゃないか。「その結果、死ぬかもしれませんが、いいですか？よかったらサインを」なんて言えません。家族も、肉親が死のうというときにそんな余裕はない。手を握っていてもらうのが一番いいんです。

曽野　だから、もう少し死に親しむほうがいいです。

里見　こういう話、人間はなんのために生き、どのように死ぬべきかというような話は、本来、もっと前にしておくべきでした。３５００万円の薬の値段にせっつかれてするのは、非常に哀しいし、残念です。

曽野　そうですね。楽しい話になりませんね。

里見　医者にもそういう意識がない。コストは問題かもしれないけど、現場の問題ではなく、国が考えるべきだと言います。でも、その「国」って誰なのか。国や社会、次の世代とかへの意識がないので、口を酸っぱくして訴えてもわかろうとしない。

曽野　野田聖子衆議院議員のインタビューが「婦人公論」2012年5月7日号に載ったんですね。お子さんが新生児集中治療室に入って、何度も手術して、そうしたら「高額医療は国が助けてくれるので、みなさんも、もしものときは安心してください」と言う。お子さんが元気になって、みな喜んでいるからいいんですよ。でも、驚いたのは、「みなさんのおかげで治療ができて、ありがとうございました」という、ただの一言もないんです。国費で治療を受けるのは当然です、でも受けたら感謝するのも人間の条件のように思います。

里見　財務省の役人も言っていましたが、高額療養費制度は明らかに受益者が出るので、政治家は非常に好むんだそうです。

曽野　結局、死なない人は一人もいないのだから、死ぬまでに何を成しうるかということなんでしょう。何でもいい、死ぬ前にどれだけ自分が関心があることをできたか、という貯蓄が要るんです。やっぱり、生が充実していると死にやすくなりますね。それから、現世が楽しいというイメージを与えすぎないこと。私なんか、現世は矛盾に満ちた惨憺たるところだと、徹底して思っているから、死ぬのはいいことだと思えるんです。

里見　それでも私は、現世が楽しいと思っていますけどね（笑）。

曽野　私は違います。ただ、それは私の評価で、絶対に人に押しつけようとは思いません。おいしいものを食べるときとか、瞬間的に楽しいことはありますけどね。私は作家でよかった。作家は「現世は惨憺たるところだ」と言っていられる職業ですから（笑）。

・初出について

第Ⅰ章、第Ⅱ章は、「新潮45」連載「日本のビョーキ」2015年8月号～11月号、2016年1月号～8月号掲載のものに加筆、再構成しました。「作家・曽野綾子さんとの対話」は「週刊新潮」2016年5月5・12日号掲載の対談に修正を加えたものです。

里見清一　本名・國頭英夫。日本赤十字社医療センター化学療法科部長。1961（昭和36）年鳥取県生まれ。東京大学医学部卒業後、国立がんセンター中央病院内科などを経て現職。著書に『偽善の医療』など。

Ⓢ新潮新書

694

医学《いがく》の勝利《しょうり》が国家《こっか》を滅《ほろ》ぼす

著　者　里見清一《さとみせいいち》

2016年11月20日　発行
2016年12月5日　2刷

発行者　佐藤隆信

発行所　株式会社新潮社

〒162-8711　東京都新宿区矢来町71番地
編集部(03)3266-5430　読者係(03)3266-5111
http://www.shinchosha.co.jp

印刷所　株式会社光邦

製本所　株式会社大進堂

ISBN978-4-10-610694-1　C0247